房中術與飲食

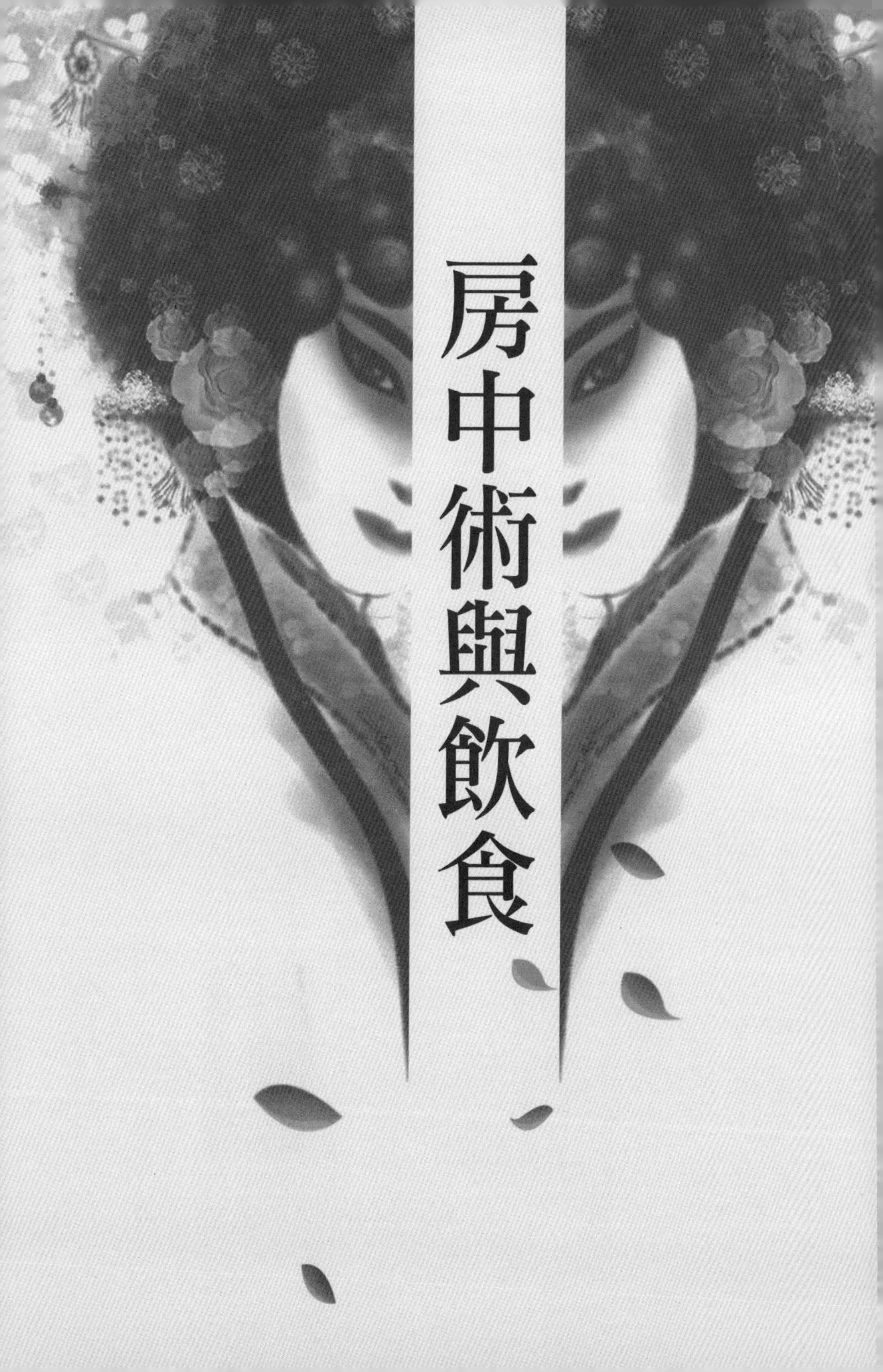

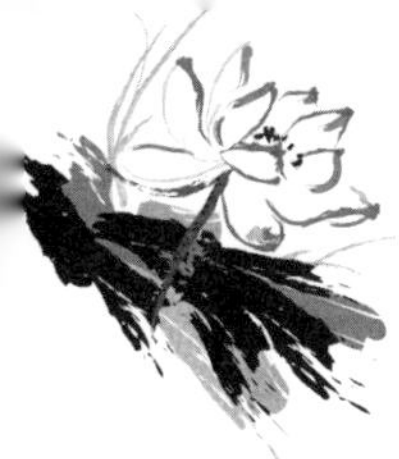

序言

性行為的氾濫及偏差，追根究底，性教育的缺乏與性生活的不健全是最大的原因。如果能夠對症下藥，不但有助夫妻婚姻生活的美滿，也可減少不正當行為的發生。

許多男性，因為性知識的缺乏與性技巧的笨拙，在行房事時無法帶給女性快樂與滿足，讓女性感到喪氣與不安。這種性生活的不能滿足，常常致使婚姻生涯走上了末路。

有一句諺語「麒麟年老之後就不如牛馬」，它的含義很淺顯，即指如麒麟一般雄偉珍貴的動物，年老體衰之後，比不上裝載貨物的牛馬。

性慾絕對與年齡無關，性能力也絕不會因為更年期而衰退。只要適當的性交，保持正常的性生活，男女即使上了年紀，身體也不容易老化。

「性」是男女雙方身心的結合，性愛是男女雙方所進行的非日常行為，因此，無所謂正常或異常，任何姿態均被允許。因為「性」畢竟是一種隱私行為，沒有一定的公式或平均值。男性與女性可說是永遠無法分離的，因此，徹底的瞭解對雙方都有助益。

現今講求精緻、色香味的美食時代裡，人們的健康也不見得有多大的改善。就像蛋殼一樣，外表好看，卻經不起任何的敲打。

有鑑於正確性知識的缺乏，飲食的要求也比以前講究。因而本書內容著重在古老經典增進夫妻性生活和諧及具醫療功效的維持健康妙方。其內容重點包含：

《素女經》不但傳授人們延年益壽的養生之道，同時也教導人們如何享受閨房樂趣，增進夫妻的感情。

《玉房秘訣》教導男性如何來撩起女性的性慾，增加彼此的快感，同時享受最甜蜜親暱的夫妻生活，是相當不錯的閨房指南。

只要讀者耐心的參閱，必能改善夫妻性生活的協調，使婚姻生活更臻於美滿。在延年益壽方面有意想不到的收穫。

目錄

序　言……三
第一章　愛與性的生活享受……七
一、老化由三、四十歲的生活方式決定……八
二、凡事遵守原則的人容易罹患成人病……一二
三、愛與性的生活實例……二〇
第二章　真正的食與性會產生健康……三一
一、由成人病解脫……三二
二、有關生活醫學的探討……三七

第三章　古代性典的娛樂……五五
一、中國古代的性典……五六
二、《素女經》……六四
三、《素女方》……一一四
四、《玉房秘訣》……一二五
五、《玉房指要》……一四六
六、《洞玄子》……一五三
七、現代的房中術（性愛技巧）……一八七
第四章　青春永駐的強精強壯藥……一九三
一、單味的動物藥與植物藥……一九四
二、強精強壯的中藥……二一〇
三、具有強精作用的食物……二三六
四、強精強壯的藥酒……二四七

第一章

【愛與性的生活享受】

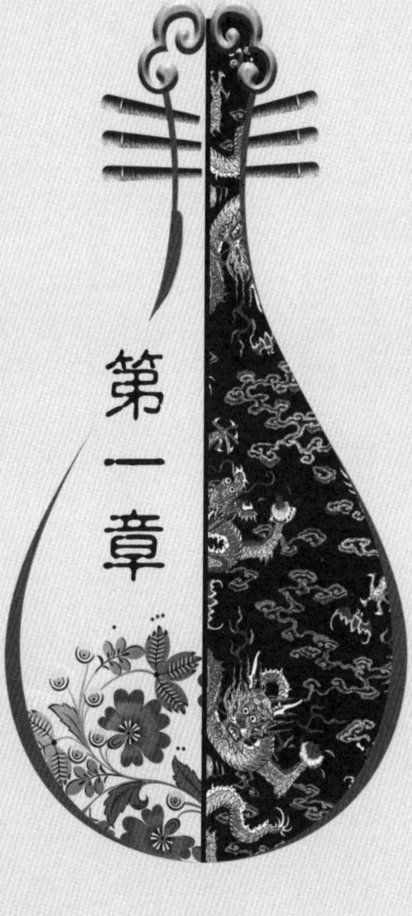

一、老化由三、四十歲的生活方式決定

現代人的壽命可以說比以前提高許多。因此，以前的人說的「四十不惑、五十立志、六十、七十精勵、八十成就、九十休息」這句話已經不適用了。有位出版社的老闆，當他登廣告徵求編輯時，結果竟然來了三十位三十歲～三十五歲的應徵者，而且這些人有九成都是單身。由此可知，我們的生活方式有了很大的改變。然而，大部分的人都沒有發覺到這種變化，仍然以過去的生活方式過日子（特別以男性居多）。

事實上，因成人病而煩惱的，多半是這些人。而且和這些人結婚的人，也幾乎都有成人病。關於這個原因，我們可以說是因為性生活不協調引起的。

大部分因為陽痿煩惱的男性，都是因為沒有真正喜歡的女性（包括妻子在內），同樣地，有冷感症的女性，是因為沒有碰到自己真正喜歡的男性。在這種情況下，即使飲用強精劑，效果仍然會減半，由此可知，性生活是多麼重要。

現在是高齡化社會，所以，老人痴呆症變成一個很嚴重的問題，但是，這種問題其實由年輕時代就開始了。而最重要的原因是生活方式。以下引用的是某整形外科醫生的著書中的問答。

▼沒有興趣的人容易變得痴呆

問：老年人的生活方式與年輕時有何關係呢？

答：有一位七十六歲的男性，他的人生一大半幾乎是和酒、女人一起渡過的，從來沒有好好和家人一起相處過，在數個月前，他突然罹患了腦中風。這種左弛緩性麻痺，終於使他癱瘓在床上，而且有輕度的語言障礙。但是，他的意識相當清楚，可是因為沒有家人的協助，使他無法進行復健工作。

這個老人的現在狀態是由過去的生活造成的。可以說怨不得別人，但是，老年人的生活方式是從年輕時代延續而來的，因此，大家在年輕時便要養成良好的生活習慣，以免後悔莫及。

問：三、四十歲的人，生活必須有目的，是嗎？

答：一般來說，只知埋首工作而沒有娛樂的人，容易罹患痴呆症，為了防止這種現象的產生，平時應該多培養一些興趣。

問：工作與興趣是否要劃分清楚呢？

答：像畫家與作家這一類，以創造力謀生的人另當別論。如果整天都躺在床上，那麼，在短期間內，老人特有的情緒障礙或痴呆都會發生在你身上。這種情形雖然有復元的機會，但是，沒有家可以回去，或者不受家人的歡迎，則痴呆的情形會更嚴重。

一般來說，老年人都很少自我反省，對於自己的不幸，往往只會責怪環境、社會，或者怨恨家人。如此一來，只會把自己和社會更進一步的隔離，然後逐漸地變得孤立。有參與社會活動的人，所以會恢復的比較快，主要是因為他想要盡自己的責任，因此，希望自己趕快痊癒的意識比較積極。基於這個緣故，這種患者也比較能和醫生密切的合作。

▼老化由出生就開始了

問：據說，人一出生便開始老化？

答：是的。所以，年輕時代的荒唐生活，一定會影響到後半生。那些在四、五十歲時突然死去的人，便是最典型的例子。

問：雖然肉體的老化不斷的進行，但只要不失去生活意慾，精神機能是不會降低的，是嗎？

答：是的。擁有這種精神機能，可以說是人類的特徵。至於其他哺乳動物，精神機能與肉體機能是一體的。所以，在意義上來說，「老人」與「老化」是不同的。

問：想要使自己充滿希望，是否應該多和年輕人接觸呢？

答：是的。但是，老年人如果過著和年輕人一樣的生活，而且做三、四十歲年齡層所做的事，一定會影響身體的健康。最重要的是，老年人必須過著適合自己的生活，同時要隨著年齡的增長，繼續適當的精神活動。

但是，想要持續精神活動，應該以三、四十歲時的生活姿勢為基本。換句話說，到了老人時，不要突然過著高度的精神生活。總之，想要防止精神上的老化，由三、四十歲便要持續那種活動，這點是非常必要的。

無論做任何事，都不是一下子能改變的。

二、凡事遵守原則的人容易罹患成人病

凡事都講究原則的人，往往不會說出真心話。例如，高級官僚、醫生、老師、大企業家，多半屬於這種人。這些人的夫妻關係，大多違反人丹法。

由於太注重原則，以至於容易產生成人病。除了心臟不好外，血壓也增高。而且因為這種積存的壓力，往往容易引起胃、十二指腸潰瘍。總而言之，不論任何事都依據原則進行的人，不但會產生疲勞，還會寂寞空虛。

▼「年輕」是由生活方式決定的

問：由於受到電影『克拉瑪對克拉瑪』的影響，許多中年男性都給人「沒有用」的印象。

答：一提到中年人，大家的腦海中便會立刻浮現一個肚子微凸，走路搖晃的身影。其實，中年男性並不完全都沒有用。

不只是男性，女性也是一樣。長得胖胖的，香菸由鼻孔中噴出來，甚至翹著

二郎腿喝威士忌，上捷運爭先恐後，而且無論在什麼地方，都很大聲的說話。

由同年齡的男性看來，這種女性是不受喜愛的。

問：某些女演員，即使上了年紀之後，仍然會給予人風華絕代的感覺，而且在這時候所散發出來的美，和年輕時的美完全不同。

答：如果到了某種年齡，仍然想捉住青春的尾巴，卻做了不適合自己身分的打扮，反而會引來別人異樣的眼光，得到反效果，因此，在什麼年齡，就要做該年齡的裝扮，這樣才不會顯得不倫不類。

問：為什麼會有這種差異呢？

答：兩個年齡相仿的人，會讓人產生不同的感覺，主要是因為生活方式不同，當然，體質也有相當的關係。因此，有的人會有過胖的傾向，有的人會擔心自己太瘦，然而，中年人的肥胖，多半是因為心情寬鬆造成的。

問：據說，有些美國公司拒絕肥胖者擔任主管，這是真的嗎？

答：事實上，這只是其中一個例子而已。這種公司所以會這麼做，主要是認為，連自己都不能管理好的人，根本沒有資格管理他人。所以，有的女性不喜歡和長得很胖卻絲毫沒有自覺的男性出去。

問：反過來說，是否也是如此呢？

答：當然，男性與女性一樣，都希望彼此除了肉體的結合之外，精神上也能夠一致。年輕時，許多人因為不知道這點，所以都比較喜歡美貌的女性，同樣地，女性也容易受到表面看起來溫文儒雅的男性吸引。

然而，到了某種年齡後，這種外表的美貌就不再受到那麼重視了。因此，大家在年輕時，千萬不要因為一時的愛美而去做整形美容，以免後悔莫及。

男性的溫柔體貼也是一樣。夫妻只要在一起生活二十年，妻子便可完全了解丈夫。例如，妻子生病時，丈夫仍然不肯下廚，或者三餐都到外面買來吃，這樣的男人不能說是真正的溫柔體貼。所以，只憑外表來做判斷是不正確的。

問：以前，不是認為這樣比較像個男人嗎？

答：一般來說，像男人的男人都比較害羞。特別是年輕時候，這種傾向更強烈，因此，在他人面前，往往會不好意思對女性說出一些溫柔體貼的話，但是，萬一妻子生病時，這種男人便會放下工作，盡力的照顧妻子。

問：然而，這種男性最近很少了，因此，有一部分妻子產生了「反抗」？

▼上班族與妻子的反抗

答：有許多上班族喜歡談論公司，但是，這些人對公司而言，並不一定很有用，有些人甚至到了退休年齡，對公司都毫無建樹。這種喜歡談論公司的人，即使連結婚，可能都是為了面子上的問題。

這種人的一切，可以說都是為了面子而活的，有的小孩對這種事很敏感，便會想離家來反抗父親，同樣地，如果母親凡事講原則，孩子一樣會採取反抗。相反地，父母親都很認真的為生活奮鬥，即使是叛逆性強的孩子也能理解。

問：自古以來，孩子便喜歡反抗父母，是嗎？

答：是的。這種問題並不是現在才開始的，只是家庭的關係，最近有很大的改變，其中又以妻子的反抗最惹人注目。以前，很多男人都是大男人主義，在這種家庭中，妻子多半是逆來順受，但隨著新女性主義的抬頭，大部分的女性都不願意繼續擔任傳統的順從角色。但是，對於這種現象的轉變，很多男人都沒有發覺，仍然一味的講究面子問題，終於引起了家庭革命。

問：有人說「中年以後要活的更充實」，這句話的真正意思是什麼？

答：肉體上的健康是首要的條件。但除了強壯的身體之外，保持心理年輕也是非常重要的。

問：那麼，如何才能使心理保持年輕呢？

答：相信大家都曾聽過「未老先衰」這句話，這種蒼老並不是年齡上的，而是心境上的。事實上，年輕是不受年齡限制的，只要能保持一顆年輕的心，便可使自己看起來比實際年齡年輕。

保持年輕的秘訣是，培養某種興趣，不對任何事物持續發怒，以及要有一個人生目標。

▼戀愛是年輕的泉源

問：話雖如此，但有人認為，實行起來相當困難。

答：更進一步說，經常談戀愛可以說是保持年輕的不二法門。

問：但是，如果已經結婚了，應該怎麼辦呢？

答：千萬不要受到這種想法的束縛，否則，你就無法保持年輕了。

相愛的人結婚，這似乎是天經地義的事，但是依據最近的調查報告指出，大約有七〇％的夫妻都希望能夠分手。也就是說，他們只是仍然維持著一種婚姻的形式罷了。當然，還是有很多人希望能夠繼續生活在一起，有這種想法的人，多半和孩子有關。

當然，夫妻能夠白頭偕老是最美滿的，但現在四十歲的人生和以前不同了，只要孩子已經長大，父母也有追求「真實」人生的權利。

如果夫妻彼此的心靈能夠溝通，那麼，雙方的感情一定會更堅定。總而言之，與其同床異夢，還不如分手比較好。

問：有很多人把妻子當作自己的附屬品。這種想法正確嗎？

答：俗語說「嫁雞隨雞，嫁狗隨狗。」然而，夫妻是一體的，彼此應該互相尊重，不應該把對方當作是自己的一部分。

問：這種反抗，其實是理所當然的，是嗎？

答：大致上來說，無論男女都希望有一個非常充實的壯年，但對於這點不必耿耿於懷，因為人生只有一次。以男性而言，幾乎為公司奉獻了大半輩子，女性為了相夫教子也浪費了一大半的人生，所以，一旦完成了自己的責任，便要好好的計畫一下自己的後半生該如何渡過。

以前，把孩子養育成年，大約就五十歲了。當時，五十歲可以說已經來日無多，因此，大部分人的餘生便過著「隱居」生活。

但是，現在不同了。因為大家的平均壽命都提高了，六十歲已經不再是古稀之年。壽命的延長，孩子出生數的減少，對男女關係的觀念改變，以及性觀念的轉變，都是目前社會的現象。總之，現代人已經不受到過去舊社會的形式或觀念的影響，一心只追求更充實的人生。

作者要再次的強調，想要活得更有生氣蓬勃，必須要經常談戀愛。

▼兩個中年人的性生活實在太妙了

問：戀愛是否分為很多種呢？

答：人類是不可思議的。的確，無論是幾歲的年輕人，心中都會有喜歡的人。站在作者男性的立場來說，到了四十五歲以後，便不再喜歡那些二十五歲左右的女性。

至於那些會說二十七、八歲的女性最具魅力的，多半是屬於三十幾歲的男性。以四十五歲來說，和這種年齡的女性交往是非常累的，因為不能和她談人生，相反地，跟與同年齡的女性交往，會覺得她們具有無比的魅力。

問：女性方面又如何呢？有些四十、五十歲年齡的女性也很喜歡和年輕的男性交往。

答：這些女性想由年輕男性得到精神方面的慰藉是辦不到的。這就和中年男性找年輕女性是一樣的。

想得到精神慰藉而交往的男女，事實上是沒有年齡限制的，但是，兩個年齡相仿的人，比較容易對事物產生共鳴。

問：女性是否也一樣要和同年齡的男性交往比較好？

答：當然，這也有個別的差異，並不能一概而論。只是過了四十五歲以後，如果彼此都能談到要如何渡過自己的人生，這不是一件美妙的事嗎⋯⋯。

問：談到性生活，是否年輕人比較不好？

答：大部分的人都難免有這種想法。事實上，兩個中年人的性生活，另有一種年輕人無法體驗的美妙感覺。總之，只要身體年輕能夠得到滿足的性生活，其他的並不十分重要。

問：是否沒有比兩個中年人的愛情更好的了？

答：我想是的。因為兩個人在一起，心理能感覺非常安詳。通常，無論是男的或女的，和比自己年輕許多的人交往，多多少少都會有點不自然。

以健康來說，絕對沒有什麼好的幫助。舉例來說，雖然是慢跑，但是超過自己的體力負擔，一樣會倒下來。這就是說，凡事過度去做，只會適得其反。

中年人談戀愛，必須考慮到這點。這樣才能使彼此活得更健康、愉快。

三、愛與性的生活實例

有一位名叫曾美玲（假名）的四十二歲患者。她是一位嫻淑端莊、花容月貌的女性。

這位太太在三年前，因為十二指腸潰瘍而吐血。當然，這是因為壓力造成的，幸好不必接受手術，只住院兩個月便回家休養，問題是以後的養生怎麼辦？因為不解除造成壓力的原因，潰瘍即會再度復發。

為了確立治療對策，必須知道造成壓力的詳細原因。下述即是她的大致情形。

曾美玲，長得非常嬌小可愛，個性保守，高中三年，因家庭經濟拮据，不敢向父母提出升大學，因此，被編到就業班，雖然她對編織等都不太擅長，但仍然要修這些不喜歡的科目。因此，她的腦海中一直認為這是一種屈辱。可是她充分了解，這是因自己什麼都不敢直率表達出來的性格造成的。

有很多男生都很喜歡曾美玲。不可思議的是，喜歡她的男生，也都是一些不擅於表達自己的人。其中，同班同學郭季和（假名）非常仰慕她，但是，只要一靠近她，便故意把視線移開，假裝根本不在意她。

因為這個緣故，曾美玲並不知道有男孩子對她很有好感。一般來說，大部分的女性對於男女的關係都相當敏感，但是，曾美玲在這方面卻非常遲鈍，或許這是因為她比較晚熟（她的初潮是十九歲）的原因造成的。

特別是郭季和，曾美玲以為他討厭自己。

畢業後，進入銀行工作。在參加一次由郭季和主辦的郊遊後，她倆有了交談的機會。

從此，郭季和便常到曾美玲家中附近，假裝在上學途中偶然相遇，然後，邀請她參加學校的活動。最初郭季和很怕被拒絕，沒想到曾美玲很爽朗的答應了。

本來，曾美玲就不討厭郭季和。只是個性比較保守，還沒有萌生愛情。但是，凡事都很早做結論，很快行動的郭季和，以為曾美玲數次答應自己的邀請，即表示對自己「有意思」。

九月初旬的一個黃昏，兩人相約到公園散步。當時，郭季和有一股想摟住曾美玲的衝動。因為周圍的情侶都顯得非常親熱，並不像他們似乎相當生疏。

「我能不能挽著妳。」

郭季和突然說，他似乎不知道，女性對於這類問題的回答，答案一定是「不行」。果然，曾美玲說：

「太早了。」

其實，在這種情形下，郭季和只要自然的把手放在曾美玲的肩膀上，是不會被拒絕的，但他並不理解，他以為「太早」是表示，還要再等一、二個月。

到了聖誕夜，曾美玲邀郭季和上舞廳共舞，這真令郭季和喜出望外，他立刻想去購票。但在買票之前，他又猶豫了。因為他只跳過土風舞，並沒有跳布魯斯或爵士舞的經驗。

然而，曾美玲參加同學會時，曾經看過他指導大家跳土風舞，所以，她很想和郭季和跳舞。

沒想到，郭季和竟然在買票前說：

「我們下次再跳好了。」

因此，曾美玲誤以為郭季和不想和自己跳舞。至於郭季和，他認為曾美玲既然邀請他共舞，一定是很喜歡自己，所以應該可以握她的手。

於是，他們兩人便前往一家專門播放古典音樂的咖啡廳。最初，兩人都沈默不語。但是，在微弱的燈光下，郭季和突然很想握住曾美玲的手。

然而，他的要求被拒絕了，對於曾美玲的反應，郭季和覺得非常莫名其妙，因為他一直認為，曾美玲對自己頗有好感。但她為什麼會拒絕自己呢？其實，這完全是郭季和不了解女性的心理所致。

此外，郭季和心想「或許因為我沒有說要和她結婚，所以，她才會拒絕我。回去後，我一定要立刻寫信告訴她。因為用寫的比用說的更能令人安心」。

曾美玲接到郭季和「戰鬥式」的結婚要求，心裡不禁湧出一股恐懼感。事實上，在和郭季和交往的期間，曾美玲就對郭季和的熱心有說不出的壓迫感，但是，這並不能制止曾美玲對郭季和的好感。

然而，突然接到郭季和求婚信的曾美玲，卻恐懼的想逃開郭季和。沒想到她的一念之差，竟成為她後悔不已的事。後來，郭季和雖然再三打電話約曾美玲出去，但她一直都沒有出去。

此時，剛好有一位上司想替她介紹男朋友。

本來，並不想結婚的曾美玲，為了逃避郭季和，竟然答應結婚。結婚對象比郭季和還要溫柔體貼，因為他比她大了八歲。

曾美玲的想法是，如果能早一點結婚，那麼，郭季和便可成為一位「好朋友」，使他們彼此間留下一個美好的回憶。

知道曾美玲即將結婚的郭季和並不死心，一再請求曾美玲的叔叔說媒。

「我對這兩個男人都非常了解。現在郭季和雖然比較年輕，但我認為你們比較相配……。」

對於叔叔的勸說，曾美玲的回答是：

「陳文雄比郭季和更體貼。」

此外曾美玲的母親也反對她和郭季和結婚。

二十二歲結婚的曾美玲，因為丈夫的調職，搬到了中部。她的丈夫是典型的上班族，為人相當不錯，但是，他和曾美玲結婚的真正動機是「一個人調職到外地很不方便」。曾美玲始終無法了解，為什麼丈夫愛公司更甚於愛自己。

本來，曾美玲便具有藝術方面的資質，乍看之下，她雖然顯得非常柔順，事實上，她內心的剛強，令人驚訝萬分。她的叔叔曾經對她說過：

「郭季和和妳比較相配，當自己和瞭解自己的男性在一起時，自己便可和對方好好相處。相反地，對於不了解自己的男性，自己就無法和對方處的愉快。」

曾美玲對於自己當初為了逃避郭季和才結婚的念頭，竟然成為她以後二十年間最強烈的思念，一直覺得不可思議。

後來曾美玲生了兩個孩子，但是，隨著孩子的增長，她對郭季和的懷念愈來愈深。

※　※　※

郭季和一直想忘掉她，可是愈想忘記，思念就愈強烈。在這種情形下，他多讀了兩年大學才畢業。後來，他為了徹底忘掉曾美玲，便和一位同事結婚了。但是，數年後又離婚了。在往後的期間，他也曾經戀愛數次，而且他談戀愛的對象，都有著曾美玲的影子。

他好不容易碰到一個和曾美玲非常相似的人，但是，這位女性比曾美玲小了十幾歲。此時郭季和的心才開始停止流浪。當郭季和的心定下來後，他的工作也相當順利，進而奠定他在報社的地位。所以，他想「我終於可以和她見面了」。

二十年沒有見面，依舊一見如故。不同的是，彼此向對方傾吐自己心中的事。

此時，曾美玲為了丈夫、婆婆與兒子三人間的爭執感到心痛。因為在青春期的兒子經常因細故反抗丈夫，而且也經常和婆婆頂嘴。然而，兒子這麼做的主要原因，完全是為母親打抱不平。

沒想到曾美玲受到兒子的影響，心開始動搖了。

於是，她對丈夫的要求開始感到嫌惡。而且在缺乏興趣下受到丈夫的要求時，下體也不會濡濕，對於這點，丈夫感到很生氣。由於每天持續著這種日子，在某一天早晨，她感到胸部有一種鬱悶感，結果，她吐血了。

本來應該立即叫救護車的，但是，丈夫卻把她送到一小時車程的公司指定醫院。在到達醫院之前，她好幾次都想嘔吐，但她忍住了。

住院兩個月雖然免於手術之苦，但醫生說：「妳一生都和藥離不開了。」

出院後，由於身體的情況不怎麼理想。所以，叔父便替她介紹了一位中醫生。

「像這種化學藥品合成的藥，儘量不要服用。我開一點中藥處方給妳，如果感到頭痛或想嘔吐，才吃醫院開給妳的藥，平常只要吃中藥就好了。」

一般來說，胃潰瘍或十二指腸潰瘍，都是由壓力引起的，倘若不解除造成壓力的原因，病隨時會再度復發。

※　※　※

曾美玲終於決定要對自己的人生負責。因為她知道，這是防止潰瘍再度復發的最佳方法。當然，她並沒有把自己的想法告訴丈夫。她只是想默默去做自己想做的事。

兩個月後，曾美玲和郭季和有了肉體上的關係。最初，似乎有點不太習慣，但是兩、三次以後，兩人之間的愛，給予曾美玲無限的喜悅。不用說，這是性的喜悅，因為她可以沈迷在一種和丈夫在一起時無法感受到的解放感。

在彼此相愛的情況下擁抱在一起，對健康是很有幫助的。關於這點，曾美玲有實際的感覺。

本來，性行為除了男女赤裸裸的擁抱在一起之外，也意味著心靈得到解放，倘若受到夫婦這種形式的束縛，只是性器結合在一起，這是一種空虛的感覺。

每當身體有點不適時，只要和郭季和見面互相沈迷在愛情中，身體就不可思議的感到一種莫名的舒暢，而且食慾大增。到了第二天時，連自己都能感覺到身心的狀態良好。

如果能夠拋除「不道德」這種觀念，不但性行為能夠得到解放，心靈也能獲得解脫。

在這種情況下，曾美玲每天都以感謝的心情過日子。在中藥與郭季和愛的滋潤下，曾美玲的胃潰瘍始終沒有復發。當兒子成長獨立後，家庭內的紛爭也平息了。

曾美玲和郭季和的愛很平靜的繼續發展，始終沒有人知道，曾美玲「健康的秘密」。

※　※　※

一般來說，大部分的人都很難放棄原則，以自己真實的想法來生活。然而，一旦決定放棄原則的人生，相信一定可以活得更快樂。

由曾美玲的例子便可得知，任何人心中都有一個自己喜歡的人。只是這個自己一直喜歡的人，在某種理由下，和自己過著完全不同的人生，但後來又因為巧合而碰在一起，並且發生了肉體上的關係。如果由原則來說，這是一件不可原諒的事，這點相信大家都知道。

但是，如果不能以自己的想法來生活，人活著又有什麼意思呢？大家了解這點後，有誰還會指責他們呢？

每個人的一生，難免會有喜、怒、哀、樂，假如身旁有一個知心的人陪伴自己渡過，則人生必定充滿了喜悅感與充實感。

人生只有一次，而且這個人生是屬於自己的，如果想預防老化，過著豐富的人生，那麼，最好的方法是，要擁有人丹法的赤心（誠心）與勇氣。總而言之，希望大家都能依照自己的願望來生活。

目前世界上仍然很少有主張性交可以左右人生或婚姻的書籍。但是，歷史悠久的我國，在數千年前就已經有了這種理論。希望各位不要把本書當作「如何做愛」（HOW TO SEX）的書來看，這樣才能過得很愉快。但願各位生命的娛悅能由此開始。

第二章

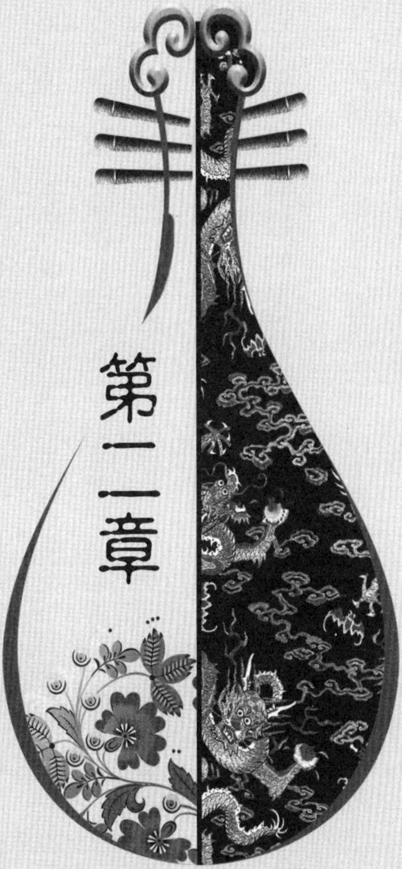

【真正的食與性會產生健康】

一、由成人病解脫

疾病也有時代的潮流，自從十九世紀以來，西歐文明即掛著「科學」的招牌侵入東方，當時，東方文化被認為是未開發而野蠻的。因為東方醫學缺乏對病菌學、對症療法藥的認識，所以根本無法治癒傳染病。

在這種情況下，利用藥物或手術刀從身體除去病原菌的西方醫學，被認為像魔術一樣靈驗。

由西洋醫學到東方醫學

從第二次世界大戰以來的四十幾年，由於國人的生活方式與飲食習慣的改變，使得疾病的形態也隨著改變。

例如，過去被認為是絕症的結核病、漢森氏病、赤痢、腸傷寒等疾病，現在只要服用抗生素即可治癒。

另外，飲食生活的豐富，以及衛生狀態的改善，對於克服疾病也有很大的幫助。

然而，隨著時代的進步，連疾病也「進步」了，所以，目前有很多人罹患所謂的成人病。十大死因中的癌症、心臟病、腦中風、糖尿病、肺炎、腰痛、頸肩臂症候群、胃、十二指腸潰瘍、肥胖症、高血脂症、壓力等成人病，僅靠醫生或藥物是無法治好的。

這是因為造成疾病的原因，並不是外來的病原菌，而是由內在的因素所引起的。

由於飲食西化導致脂肪的攝取過度、運動不足、現代社會的壓力、孕婦或年輕女性的抽菸過度、升學考試的競爭、親子或夫婦關係的惡化，使用農藥、合成肥料、抗生素對蔬菜、水果、魚、肉等的不良影響，破壞自然引起的環境變化、工廠或家庭的污水造成大氣、河川的污染，以及藥物造成的醫療公害等等，都是前面列舉的疾病的元凶。

總之，引起成人病的原因是，每天過著不正常的生活引起的。因此，以「消滅侵入者」為主體而發展的西方醫學，對治療成人病可說束手無策。

另一方面，東方醫學中，如現在普遍使用的中藥或針灸，也不可能治癒這些疾病。

生活醫學（食與性）之道

所謂的「生活醫學」，亦即「養生醫學」。對使用手術、藥物或針灸治療的人來說，養生並不是指要利用異物來治療疾病。

車禍、闌尾炎等的突發事故或疾病，便不得不靠手術刀與藥物，這是西方醫學比較得意的領域。然而，想要預防或治療成人病，就要以「養生」的生活醫學為主。

前文已經提過，造成成人病的真正原因是，長期間的生活不正常，更具體的說，這是錯誤的「食」與「性」引起的。

反過來說，只要能夠正確的做到食與性的養生，便可預防成人病，而治療也是可能的。關於這點，由近代基礎醫學的研究便可得知，這是在紀元前三千年左右的中國古代即相當繁榮的醫學王道。

西方醫學之父希波克拉帝說：「是醫生，又是哲學家的人，可以說很接近神。」在這裡說的哲學是「人如何生活」的學問，所以，希波克拉帝的想法可以說和古代中國的養生醫學站在相同的原點。

西方醫學以藥為依靠，用藥對抗疾病，如用藥消炎滅菌。東方醫學則依靠病人的自我恢復能力來治療疾病。

中醫藥有宏觀的準確性，卻缺少微觀精確性，而西醫藥學從微觀看問題，採用分析法，把身體視為各零件的組合，具微觀的精確性。

東、西方醫學經常被用來比較的是，有關牙齒的治療。牙齒不好，只要安裝義齒即可，這是近代西洋醫學的想法。但是，安裝義齒是患有牙周病（齒槽膿漏）時才需要的。

人類因為對自己的慾望很薄弱，所以，即使明知道牙齒不好，也會多吃一點甜食，而且還不刷牙。貓具有控制過食的本能，但是，人類卻一邊吃藥一邊暴飲暴食，以至於步上了糖尿病之症。

希波克拉帝曾說：「超過三十歲以後，如果還不知道什麼該吃，什麼不該吃，這種人是很可憐的。」這點對生活在二十一世紀的人類而言，真是一句棒頭警語。

生活醫學並不是說要過著禁慾生活

自古以來，便有「八分飽」的說法。本來，原始社會並沒有特別的財產，所以，一切的東西都是共有的，在這種情形下，大家對財產可能沒有獨占慾，同時，男、女的關係也是自由的，亦即，當時並沒有「獨占的關係」。

像這種原始社會，便是利用物與物的交換，換言之，即是和其他的慾望交換，簡而言之，就是你用自己擁有的東西來交換對方的東西。

但是，因為人類的能力在其他動物之上，所以，人類便經由發明、發現、製造一些新的道具或器具，這個時期可稱為「機械力」的階段。此時，社會便由物物交換，產生所得的差別，進而變化為征服、被征服的社會。

征服者為了使慾望更加充足，即一再掠奪弱小的集團。然而，有了充裕的財富後，卻將財富花費在酒池肉林，如此一來，糖尿病或痛風等，因為人類的慾望所產生的疾病便登場了。

另一方面，被征服的集團，在衛生與營養上，被逼迫朝向更惡劣的環境，以致受到結核或傷寒等的傳染性疾病侵襲。

倘若認為，只要過著禁慾生活就好，這種想法是錯誤的，因為這只是暫時的抑制而已，最重要的是，「八分飽」的精神，餐餐八分飽，除了可以減輕體重外，還可以大大減輕消化器官的負擔。

在享受著人生中要有「寬裕」的心，即是「養生」的生活醫學中心，是各家長壽的秘訣。

這就是能夠脫離成人病的決定因素。

二、有關生活醫學的探討

那麼，能夠根治近代醫學無法治療的成人病的生活醫學究竟是什麼呢？

通常，只要一談到東方醫學，大家往往會想到中藥或針灸，其實，這個根本應該在哲學的思考法。這種想法也可以稱為「天地人三才」「人類是在天與地之間的自然體」，也就是說，自然（宇宙）和人體是一體的。

天地有火山的爆發、地震、颱風、雷等的激烈變動，而人類的身體也有同樣的變化，那就是疾病。一般而言，人類生病是因為違反大自然的攝理，例如，五十肩或頸肩臂症候群等，都是因為身體的使用方法不自然，以及宇宙的月、太陽的陰陽失去平衡造成的。現在，大家則認為，這是運動不足與身體的偏差使用導致的弊害。

此外，會導致體液循環不好的生活方法，便會引起血的疾病。以這是不順從大自然的水流的想法來說，利用近代醫學（西洋醫學）的手術或藥物的治療法，當然是沒有用的。所以，配合宇宙的活動來生活，才能使人體得到平衡，恢復正常狀態。也就是說，改變生活的方法，恢復失去的平衡，這就是被稱為養生醫學、生活醫學的緣故。

依據「三丹法」來改善生活

前文已經提過，東方醫學的根本原理是「天地人」，更進一步說，即是「天丹法、地丹法、人丹法」的「三丹法」。這種說法是漢代魏伯陽，道號雲牙子想出來的，在《參同契》一書中有詳細的說明。

東晉道學名家葛洪《抱朴子》精闢指出：「《參同契》其說如解釋《周易》，其實假借爻象，以論作丹之意。」

其實，這本書是以中國古典醫學原典《黃帝內經》為根本而寫的，以下就為各位做一個簡單的說明。

天丹法

天丹法是吸收環境所孕育的能量到人體，以宇宙與人類的調合為主題，主要是以適合大自然的根本原理的運動方法與呼吸方法等為中心。

大自然中所說的天，相當於人類身體中的頭、腦。人類的腦到了成人時就會非常發達，但是，也會因此失去剛出生時的純真，亦即，惡的會萌芽、長大。如果能將這種惡芽摘除，即可由根本來治療疾病。

假如在惡心之下生活，那麼，一個人的行動、運動便會產生偏差。使身體失去平衡，進而生病，所以，在天丹法中，對於運動與呼吸的方法都有詳細的介紹。

目前，相當盛行的太極拳、瑜伽術，它們使用的呼吸法，即是「丹田法」。

由本來的意思來說，茶道、花道、坐禪等等，都可以說是一種天丹法。因為這些都可進入天地和合的境地，所以可說是此道的極致。倘若把這個發展為治療法，便是所謂的穴道治療。通常，我們把連結經穴的稱為經絡，而腹部有陰經，背部有陽經。

為了治療日常的錯誤運動或使用身體的方法，以及手的使用等，可以刺激陰陽的穴道治療，後來，這就逐漸發展成針灸醫學。

地丹法

所謂的地丹法是透過食物的方式，將山川地理所孕育的食材，透過特殊的烹調方式吸收到人體的飲食養生方法。由於大自然的恩惠，人類的飲食生活相當豐富，然而，有的對人類有益，有的對人類有害，因此，這也是本書的兩大重點。

大自然有土、水、豐富的空氣，而微生物即存在於其中，同時，對農作物、水產物等有很大的影響。同樣地，人體也到處都有微生物棲息，但是，這些微生物可以調節身體的機能。

例如，腸中的分叉乳酸桿菌（bifidus），可以消滅大腸菌，這點已經得到了證明。下面引用的文章是，由母乳育兒的重要性中的一節。

※　　　※　　　※

何謂腸內細菌叢？

▼你是否想知道腸中細菌的作用呢？腸內細菌叢又是什麼呢？

大致上來說，由小腸的下部、迴腸末端十公分～十五公分，一直到大腸的部位，有許多細菌存在。這些細菌的數目，大約超過百兆個。如一公克的糞便中，便有一兆個左右。因此，我們才把它稱為細菌叢。那麼，這些細菌是否全部都沒有用呢？這點非常值得考慮。

在一九〇〇年代初期，小兒科的疾病，有很多是因為營養失調或消化不良等消化器官的疾病引起的，而且死亡率相當高。特別是消化不良症，很快會引起下痢，產生營養失調狀態，因此，大家都很害怕。

然而，吃母乳與吃人工營養品的孩子就不一樣。通常，前者不容易罹患感染症，即使罹患，死亡率也相當低。當時，有關細菌的培養，仍處在初步的階段，但是，有一種稱為葛蘭的染色體方法，可以知道吃母乳的小孩，腸內有特別形狀的葛蘭腸性桿菌細菌叢，這種細菌叢對於防止疾病的感染有相當幫助。

其實，這就是分叉乳酸桿菌，母乳中有許多抗體可用來防止感染，這是理所當然的，不過，這只是在剛出生的那段時間，而且防禦力並不是很強。當時，美國、德國與日本的細菌學者，對於腸內細菌叢都不太注意。

唯一關心的是，臨床醫生、農藝化學、獸醫等人。對於動物的腸內細菌叢的重要性，比人類還早知道。例如，小豬在下痢流行時，幾乎全部都會死亡，這就是所謂的豬霍亂。但是，只要腸內細菌叢一改變，它就會停止。關於這點，引起許多專家學者的關心。

最近，有關人類方面，也有了更進一步的研究，比方說，乳兒一公克的糞便中有多少數目的細菌，細菌是屬於那一種，人工營養品，母乳與混合營養有何不同，都受到了相當的重視。

▼吃母乳會增加分叉乳酸桿菌，幫助消滅大腸桿菌等細菌

倘若給予無菌動物（鼷鼠）病原大腸菌，那麼，牠的腸黏膜或絨毛便會受到破壞。另一方面，如果先讓牠服用分叉乳酸桿菌，再給牠病原大腸菌，則腸黏膜或絨毛便不會遭受破壞。換句話說，分叉乳酸桿菌具有保護腸管的作用。

吃母乳的孩子，每一公克的糞便中，大約有十的十一次方的分叉乳酸桿菌。這個數目大致可以抑制十的六次方的大腸菌。

由結論上來說，剛出生的乳兒，因為母乳中含有抗體，所以，暫時會處在免疫的狀態下，但是在出生後一個月，便會自然形成腸內細菌叢，形成新的抗體，此時，腸管即會自動的產生免疫力。因此，讓新生兒吃母乳，特別是初乳，對於孩子以後的健康會有很大的助益。

※ ※ ※

由此可知，母乳的神秘性，以及自然飲食的重要性。

以消化器官的功能來說，經由食道、胃、腸而進入體內的食物，因為微生物的作用與人體的消化、同化作用，順利的消化、吸收、同化。

從這件事我們可以知道，利用微生物產生發酵調理法是多麼的重要。

將各種微生物添加在食品中，則微生物便會產生食物的氧化↓分解↓同化，這點相信大家都知道。這就是所謂的發酵作用，也可以稱為腐敗作用。但是，前者對人體有益，後者對人體有害。

直接吃發酵的食物，例如肉或魚，不但消化好，而且又容易同化。此外，被稱為「田裡的牛肉」的大豆發酵品，如味噌、醬油、納豆等，都能使我們的飲食生活更加豐富。

米酒、葡萄酒、紹興酒等的酒，都是以米、葡萄、糯米為原料的一種發酵食品，像這種發酵酒（Brewed Wine亦稱為釀造酒），不僅對身體好，而且只要使用方法正確，還可以成為「百藥之長」。

吃發酵食物，對於存在口中或大腸的細菌會有很好的影響，因為這可以促進身體的新陳代謝，進而預防各種成人病。「自然治癒力」便是這樣培養出來的。

目前，使用添加物或合成胺基酸等來製造味噌、醬油、酒、醋以及速成食品、冷凍食品等相當發達。不僅如此，海受到污染，養殖鰻魚的餌被投與大量的抗生素，大地的米或蔬菜受到農藥的污染，而且土地本身也被所謂的近代農法的化學肥料所害，此外，家畜類亦遭到抗生素的污染。

因此，本來的發酵食品已經從廚房中消失了，現在，大家的重點都只放在富有營養的調理食品上。同時，因為外食產業的發達，造成不必依賴牙齒充分咀嚼的食品也逐漸的占了主流。

事實上，充分咀嚼的目的，便是要實行「八分飽」，亦即把對身體有益的纖維質或澱粉質送入胃中，因為這對胃中的蛋白質的消化分解會產生好影響，對胃、十二指腸潰瘍防範未然。

因為新陳代謝引起的尿或便等的排泄，和口腔或大腸的發酵狀態有相當密切的關係。但是，由於大家對於目前受到農藥或抗生素污染的食物都相當喜愛，以至於使身體的調節狀態變調，進而導致成人病的發生。

地丹法是，人體和其他生物、微生物在這個地球上共存的生活醫學、飲食養生。想和其他生物共生存，最重要的是，健康的王道，而自然治癒力、免疫力便是由此造成的。

關於飲食方面，即要實行我國的「醫食同源」。所謂的醫食同源，便是由日常的飲食來預防疾病、治療疾病。也就是前文所說的實踐。

換句話說，大家要儘量以真正的發酵食品為中心，攝取污染少的魚、肉、蔬菜等。假如想要攝取均衡的飲食、便要避免吃調理食品或冷凍食品。

前文已經提過，造成成人病的原因，多多少少都和食物有關，但是，一般人對於這種由飲食引起的疾病，卻希望利用藥物來治療。

事實上，「食」比「藥」更重要，這點大家千萬不可忘記。總之，想治療疾病，各位應該由攝取均衡的飲食著手。均衡的飲食，即是指蛋白質、脂肪、糖質（碳水化合物）、維他命與礦物質的五大營養素缺一不可，而且攝取量必須平衡否則就會引起身體不適，同時卡路里也相當適切。

以下顯示的資料是，食品群別攝取量，這個可以當作預防成人病的參考。本資料是以二十～六十歲的人為對象製成的一天所需的食品。

〈**蛋白質**〉　青花魚（1片）七十公克＋雞肉七十公克＋蛋（1個）五十公克＋牛奶（1瓶）二〇〇c.c.＋豆腐（½塊）一五〇公克

〈**脂肪**〉　植物油（二・五大匙）三十三公克、人造奶油三大匙。

〈**糖質**〉　白飯（4碗）＋馬鈴薯（中1個）＋桔子三個。如果用吐司代替白飯，必須吃八片。

〈**維他命、礦物質**〉　淡色蔬菜二〇〇公克＋綠黃色蔬菜一〇〇公克＋海藻類七公克（乾）＋香蕈1個。

〈**其他**〉　砂糖2大匙強＋味噌1大匙。（以上的數字是淨重）

這個數量（孩子、高齡者、孕婦、授乳的婦人、重勞動者除外）對於輕勞動者的家庭主婦可能稍微多了一點。然而，這只不過是一個大致的標準量，各位可以隨年齡、性別、體格、勞動量的不同而適當的加減。

以下要談的是，有關各營養的功能。

〈卡路里〉

卡路里的攝取量大約在二千左右，至於其中的營養素要均衡攝取。

〈蛋白質〉

蛋白質（Protein）是一種由胺基酸分子組成的有機化合物，舊稱「朊」。蛋白質占人體重量的一六・三％，人體乾重的五四％，是構成身體細胞的重要成分，而且它還是胰島素、腦下垂體荷爾蒙的本體，此外，也是體內能夠促進化學反應的酵素，以及能增加對疾病的抵抗力的免疫體。一旦蛋白質不足時，體力便降低，同時，血管脆弱，嚴重時，甚至於引起腦中風等疾病。

為了避免疾病的發生，所以，攝取足夠的蛋白質（一天約七十公克左右）是非常重要的，攝取蛋白質食品時，動物性的需占四十％以上。同時，不要只由一種食品攝取，應該從魚、肉、豆腐等各種食物取得。這是因為各種食物中所包含的胺基酸、維他命的種類、數量都不大相同。

〈脂肪〉

脂肪（FaT），食物中的油脂主要是油和脂肪，一般把常溫下的液體稱作油，而把常溫下是固體的稱作脂肪。脂肪可以分為動物性與植物性兩種。其中，動物性的脂肪（以下簡稱為脂）會提高血液中的膽固醇，所以應該敬而遠之，至於植物性的脂肪（以下簡稱為油），則要積極的攝取。

攝取的比例是，動物性一、植物性二以上，如此一來，植物油中包含的亞油酸，便會降低膽固醇，這樣就可以不必擔心動脈硬化了。

〈糖類〉

糖類又稱碳水化合物，是自然界中廣泛分佈的一類重要的有機化合物。一般由碳、氫、氧三種元素所組成，廣布於自然界，是人體重要的營養素。包含在米飯、吐司、麵類、芋類、砂糖、比較甜的水果等。

糖類與脂肪相同，都是主要的熱量源，然而，由於某些人的飲食習慣偏差，往往使糖類的攝取過量造成肥胖，進而成為血液中的中性脂肪增加或動脈硬化的誘因，為了防止這點，每天大約只要攝取三〇〇公克左右的糖質食品即可。

〈維他命、礦物質〉

維他命（Vitamin）是一系列有機化合物的統稱。礦物質（mineral，又稱無機鹽）是人體內無機物的總稱。兩者是營養素的代謝順利進行不可或缺的。其中，礦物質和蛋白質一樣，是構成身體的主要成分。這就好像是鈣質對於骨骼，鐵對於紅血球是相同的，這些營養素多半包含在肝臟、肉、魚等，但是，大家通常是由蔬菜、香蕈、海藻、水果等攝取。

現代人的飲食生活，比較容易偏向於肉類。然而，如果想預防成人病，積極攝取蔬菜、香蕈、海藻等是非常重要的。

此外，每天三餐都要細嚼慢嚥，而且只要吃八分飽即可。最重要的，各營養素並不是以一天為單位來攝取，而是每餐都要均衡的飲食。

※　　※　　※

如果各位能把這種引用做為參考，並且仔細思考前文提過的地丹法，那麼，便可防治成人病，朝健康的生活邁出第一步。

本書第四章是關於以飲食為中心的加強精力的解說。這點對於實踐「人丹法」或第三章的方法頗有幫助。

人丹法

前文提到的天丹法與地丹法，其他書籍多多少少都曾經談過。但是，現在要說的人丹法，相信知道的人並不多，所以，本書即以此做為重點。

實際上，第三章是希望能夠充分解說「人丹法」，然而，又怕讀者誤解了我的意圖，因此，特別提出介紹。總之，這是為了實踐人丹法的一種手段而已。所以，大家如果能夠了解這種精神而力行實踐，則無論是精神或肉體方面，都可以得到健康。

「人丹法」是一種透過身體的接觸或意念的傳達，用實體陰陽或自體陰陽的方式，達到萃取能量的效果。即是憑藉著性的養生法，它和飲食養生是相對的，大自然中的人類是以男與女的形態存在的，因此，過著性生活也是合乎自然的攝理。

但是，當性生活不合乎天地自然之法時，便會引起疾病。依據這種自然之理來進行性生活，進而治療疾病，即是人丹法的理念。

本來人丹法談的是，人類性哲學的本質，倘若把人類的身體當作是大自然的縮圖，那麼，腦是天、腳是地，如果把腹部（丹田＝全部）看成人，則臍下丹田是人類的誠心（亦稱赤心或丹心）居住的地方。

這個腹部是胎兒停留的地方，也是男女產生性行為的地方。以男是陽（天）、女是陰（地）來說，嬰兒（赤子）是經由天與地的性交產生的，男與女以誠心（赤心）進行性行為，即是產生赤子（嬰兒）的根本原理。

相反地，在性慾或肉慾下進行的性行為，即是沒有赤心（誠心）的性行為。這點由人丹法來說，可說是假的。但是，現代的婚姻生活，多半認為「結婚後進行性生活是理所當然的」。事實上，沒有愛情（誠心）的性生活，可以說是為了義理而產生的性器結合而已。在這種情況下，男性到了中年即會罹患陽痿，女的則會變成性冷感。當然，這對子女的發育與成長也產生負面的影響。

人丹法要說的，便是改正性生活缺點的方法。所以，在這種想法下，男女的性生活一定要以愛情做為基礎，否則，性生活可能成為致病的原因。

有的男性認為，「性行為是妻子的義務」，因此，不管是否有愛情，只是一味將陰莖插入妻子的陰道，這種行為相信沒有一個女性喜歡。

如果一直持續這種錯誤的性行為，那麼，以性荷爾蒙為中心的大腦系的神經荷爾蒙即會失去平衡，使身體處在最壞的情況下，一旦精神缺乏安定，飲食生活必然混亂，這樣一來，一定會發生成人病。

換句話說，沒有誠心（赤心）交談的性行為，往往會因為荷爾蒙失調而導致成人病。總而言之，性行為時不能只顧到自己一人。

經常有人說「性行為後會感到特別空虛」，這是因為性行為時沒有伴隨著赤心（誠心）的緣故。沒有愛情，或是只為了性慾的性行為，在事後有空虛感是理所當然的。因此，才在本書一開始便介紹曾美玲例子。

幸福的新娘散發出的那種懾人心魄的美，並不只是因為性生活的緣故，還因為有愛情的滋潤。另外，有些女性會說「雖然我非常喜歡丈夫，但對於作愛，我實在……」，其實，如果真的愛丈夫，便會想作愛，甚至於連口交也是很自然的，這就是自然的攝理。本書第三章即基於這種因素，希望各位能夠實踐。

一般來說，兩個沒有感情的人結合在一起，就好像是為了成人病才結婚的。即使是美如天仙的女性，如果被迫嫁給有權有勢的人或者皇室，十年或二十年後，往往可以由面貌得知。

男女的性生活不正常，經常會造成錯誤的婚姻。這種情形最常發生在凡事遵守原則的人身上。因為這種夫妻並沒有吐露真心，對於性行為也只是遵守原則罷了。現在正為成人病煩惱的人，不妨想一想自己夫婦之間的態度如何。

大自然是生命與生命的連續營運的，如果其中一方很強，地球便會滅亡。只要弱者與強者能保持平衡，即可保持永遠的生命。

現在，人類卻驅使所謂的科學技術，使其他生物走向滅亡的方向。雖然農藥、抗生物質、核能等等都相當便利，但這是犧牲其他生物換來的，而且人類也可能受到這種污染而滅亡。

以夫婦生活來說，如果其中一方以強者的姿態強迫另一方屈服，那麼，婚姻一定不會美滿。因為無論男女都必須以誠心共存，否則便會失去平衡。

人丹法即是要告訴我們這種大自然的法則。

第三章

【古代性典的娛樂】

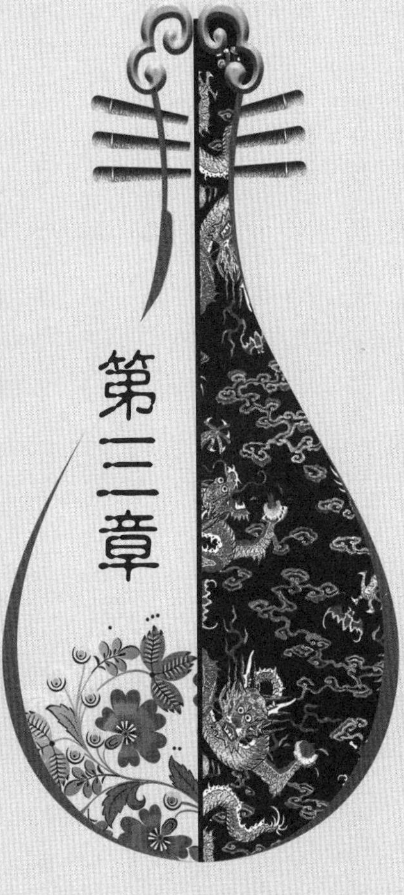

一、中國古代的性典

世界上沒有一個民族是沒有性、沒有貪婪的，但是，其中又以古代的中國人最傑出。因此，當時便有許多關於性方面的著作，然而，這些著作並不是教大家亨受性生活的快樂，它還告訴人們如何利用性生活來增強健康，也就是說，書中還談到了體位與藥物的研究。

最具代表性的性醫學書籍是，《素女經》、《素女方》、《玉房秘訣》、《玉房指要》與《清朝宮廷醫藥秘笈》等。前四書是隋、唐時代的著作，所以，這個內容多半是關於古時代的。

例如，《玉房秘訣》中談到的七損八益的技法，其中一部分可在西漢的《黃帝內經素問》一書看到，這些在最近出土的馬王堆的竹簡（一般推測是前秦時代）也有詳細的記載。但是，這個內容尚未普遍公開。

這四本書中最具代表性的強壯強精藥，在《醫心方》房內篇中的強精藥一項也有說明。

目前，這四本書雖然已經散失了，但是《醫心方》仍殘留著一部分。《醫心方》這本書是在清光緒二十九年（一九〇三年）完成的，當時，這本書還參考了《千金方》與《外台秘要》等唐代書籍。

本書介紹的《素女經》、《素女方》、《玉房秘訣》與《玉房指要》，即是以《醫心方》做為參考。

此外，《清朝宮廷醫藥秘笈》是清朝所有醫生研究的秘藥集，這本書到目前為止都尚未公開發表過。

以下要介紹的是，《醫心方》房內篇的醫學。

古代的性書

古代的人多半非常迷信，他們認為生病的原因是死靈、生靈、怨靈、狐狸、鬼、木精等引起的。所以，當時利用祈禱的方式治病比科學的醫療更盛行。

《醫心方》便是那個時代相當傑出的醫書。當然，因為這本書是以當時的時代為背景，所以，很多觀點都不合乎現在的思想。但是，這本書大部分是以唐朝的醫學書籍為根據寫的，因此，內容依舊相當可信。

由《醫心方》我們可以了解當時我國的醫學狀況，所以，這是一本頗具價值的醫學書籍。

相信大部分的人看了《醫心方》的房內篇以後，一定會誤認這是一本古典的性醫學書籍，事實上，這是一本討論藥物、生理、小兒科、內科、外科、婦科、產科、養生、房中、經絡、經穴與針灸等的綜合醫書。

《醫心方》所謂的房內篇，其實就是意味著性方面的問題。它究竟是一本醫書，因此，並不只說明性生活的享樂而已，還告訴大家如何利用性生活來維持健康、治療疾病與延年益壽。

《養生訓》中談到的「交而不洩」，即是由《醫心方》引用來的。

關於這種事的是非，作者曾經深入研究過，結果發現，長期的睡眠不足確實會影響洩精後的體力消耗程度。但是，如果因此而忍耐不洩精，反而會對前列腺的功能造成負面的作用。

假如把錢存在銀行，利息會不斷增加，然而，人類的精子在貯存一定量以上時是沒有用的，由此可知，適當的射精是必要的。

在這一篇中，比較特殊的引用《素女經》與《玄女經》。素女與玄女都是仙女，傳說她們以房中術授黃帝。其中，素女是代表外行的女性，玄女是代表比較內行的女性，但是，她們兩人都是有關房中術的神仙。後來，人們便把房中術（性交技術）稱為「玄素之術」。

《素女經》與《玄女經》是有關房中術最古老的醫書鼻祖，但現在已經失傳了，因此，我們只好由《醫心方》來了解這兩本書的內容了。

利用性行為來維持健康

以下要探討的是，有關房內篇的內容。

這篇的基本論點是，利用性行為來維持健康。所以，最初便有「三十以下可大為放恣，過了三十以後，氣氛會暫時衰退，此時，即容易產生各種疾病。因此，過了三十便要了解房中術。了解這點的人雖然很多，但施行的人卻很少。這種方法是，一晚駕御十女而不洩精。」的敘述。

其次在養陽一項談的是，男子房中術的基本原則為如何長久的累積精氣，此外，在養陰一項中指出，女性進行房中術的基本原則是，在肉體的結合前，先謀求精神上的調和。

接下來是有關性交體位的具體指導，這裡提到的是九法與三十法。這兩種和「四十八手」的原典內容可說大同小異。

在體位的說明之後，談的是七損八益之法。所謂的八益，是利用房中術的體位來治療女性疾病的治療法，至於七損，是男性體力不佳時，可以減少消耗度的七種體位。這一項以女性上位的體位較多。

另外要談的是，具體的性技巧。

「九淺一深法」，插入深或插入淺……或緩慢或快速……或向上或向下……等，可以說是非常真實的記述，而且文中對於性感強的部分與動作法亦有記載。

其中最有趣的是，把性行為當作一種不老長壽的方法。事實上，這種想法在古代中國就有了，而最具代表性的是彭祖。

彭祖是殷商時代的人，他對於調息（呼吸法）與導引，以及房中術有相當的研究，所以，他活了七百六十歲以上。

當時，殷王曾問他有關不老長壽的方法。彭祖說：「想獲得長壽，不但要服藥，而且要懂得男女性交之法。」然而，現在甚至有人禁止性交之法，其實，男女與天地是相同的，所以，禁止性交是違反自然之法的。此外，如果不知道這種性交方法而亂來，一定會損壞身體。

採取女性的精氣來獲得長壽

《醫心方》指出，想獲得不老長壽的方法，最重要的是採取女性的精氣。這個方法是以「交而不洩」為基本，而且要時常性交。可能的話，一天最好能和十位以上的女性性交；愈年輕的女性愈好。同時要吞吸女性的口水。

對一般男性來說，一晚和十位以上的女性性交，無論在經濟上、體力上，甚至於社會風俗，都是不被允許的。由此可知，《醫心方》說的並非是享樂，而是一種修業。

然而，這種方法也不是全然胡說八道的。拋開一天十人不談，能夠多次性交當然很好，但對於年齡較大的人來說，只要能多接近年輕的異性，同樣可以獲得良好的效果。這或許是受到一種荷爾蒙刺激作用。

現在舉實例說明，有一位王先生活到了九十歲還身體很硬朗，他的養生法之一是晚上經常找年輕女性伴睡。

如果兩個年齡有很大差異的人結婚，彼此的年輕程度會平均化。換句話說，年長者會變得年輕，但年輕的反而比較容易老。

一般談到依據年齡的性交次數，多半是引用《醫心方》中的《玉房秘訣》，通常，二十歲以前是一天兩次（弱的人一次），三十歲盛的人一天一次（弱的人兩天一次）。

四十歲三天一次（弱的人四天一次）、五十歲盛的人五天一次（弱的人十天一次）。六十歲盛的人十天一次（弱的人二十天一次）。七十歲盛的人三十天一次（弱的人不要射精）。

對現代人來說，這種標準似乎嚴格了一點。

由此看來，《醫心房》好像比較偏向於HOW TO SEX（如何做愛），其實，它真正的意思並不只是單純的做愛而已。

然而，這本書以男性為中心的想法很強烈，關於這點，和筆者本來的意思「性行為可以使身心健康」的主旨有點不同。總之，希望各位不要把性行為當作是單方面的慾望來進行，應該把它應用在維持健康或疾病治療方面，這樣才能合乎現代的想法。

與鬼界打交道

其他有趣的是，還提到了「鬼交症」的治療，所謂的鬼交症是指，和鬼界的人性交，彭祖在《玉房秘訣》中有如下的敘述。

「長期沒有性交的機會時，情慾便會積存，此時，惡靈即會進入，變化成人形來通精。通常，與鬼界的鬼性交，感覺會比和人類性交還要好，如果長久沈溺於這種狀態，很可能會暴斃，治療法是利用和人的性交或服用逍遙散、鹿角等。」

或許有人認為這是迷信，但是，有三位女性確實發生過這種事情。她們的共同點是，性交後的實感會殘留在身體，然後會引起腹痛，而且臉色逐漸變壞、消瘦，甚至於發出體臭。

以下要介紹的是《醫心方・房內篇》。

如果想以現代人的立場來看《素女方》、《玉房秘訣》、《玉房指要》的古典性書，各位會發現其中有許多內容已經不合乎現代的觀點。但儘管如此，有很多常識仍然值得一談。

二、《素女經》

《素女經》的要旨

《素女經》是關係房中術的古代作品，在漢朝已經非常著名，成書在漢朝之前，傳說作者為黃帝時代的素女。

能了解陰陽性交之道是非常快樂的，因為這也是延年不死之道。倘若因為怕射精而長期不性交是不對的。一般來說，只要能夠節制即可。

關於性交之道，男有八節，女有九宮。想性交但陰莖無法勃起時，應該避七損而行八益之道，這樣就可在緊要關頭立即恢復元氣。

那麼，陰陽性交法的姿勢（體位）有那些呢？想進行九九之道……。

陰莖有仁、義、禮、智、信的五常之道，同樣地，想知道女性的快感，也有五徵、五慾，以及十動的尺度。陰莖有四至，只要到達四至，陰莖便會呈現怒、大、堅、熱的狀態。

究竟要如何知道女性的九氣呢？……

性交九法的姿勢（體位），有下列九種。亦即，⑴龍翻、⑵虎步、⑶猿搏、⑷蟬附、⑸龜騰、⑹鳳翔、⑺兔吮毫、⑻魚接鱗、⑼鶴交頸。

八益性交姿勢有下列八種。亦即，⑴固精、⑵安氣、⑶利臟、⑷強骨、⑸調脈、⑹蓄血、⑺益液、⑻道體。

治療七損也有七種性交姿勢。亦即，⑴絕氣、⑵溢精、⑶奪脈、⑷氣洩、⑸

機關（厥傷）、⑹百閉、⑺血竭。

除此之外，還有在性交時抑制射精的效果，交而不洩的樂趣、身體的強弱與性交的時刻、次數，以及男子盛衰的徵候等。總而言之，想治療男性的五衰，在進行陰陽性交時要避免九殃。

倘若想生孩子時，性交時要避免禁忌。想驅除因鬼交產生的疾病，可以使用對性行為非常有效的藥物，這點本文中有詳細的說明。

所謂的求子之法是，生子聰明、生女清賢，以及求富貴長壽的性交方法。大致上來說、老年男子與少女、老女與少男性交所生的孩子，多半會長壽。

其他還有讓女性生孩子的性交法，適合性交的女性，以及會使在性交後受拒的女性。應該避免性交的十七種女性疾病。

大家必須留意天地的現象、天候、山川的地形、鬼神的徵候，而且要知道應該避免性交的時間與場所。

例如，破日與血忌日是禁止性交的。

在《素女經》中還談到了男性龜頭無法勃起的治療處方，使陰莖變大的處方，治療女性因初交而受傷的處方，治療女性陰腫、疼痛的處方……等。

《素女經》

【1】

黃帝：氣力衰退身體不好。心事重不安。這是為什麼呢？

素女：人所以會衰弱，主要是陰陽性交之道錯誤。女的精力勝過男性，便像水（女）會把火（男）熄滅一樣。其實，陰陽之道（男女性行為之道）與烹調食物是相同的，唯有水與火調和，才能夠做出美味的食物。如果沒有注意到這點，便會把身體弄壞，甚至於縮短壽命。如此一來，便無法得到那種飄飄欲仙的快樂。這麼說一點都不過分。

（註）男女的精氣是因性交而產生變化的，道有心得時會從天。從天者會活。失去這種道時即會逆天。逆天者死。這是說自然的道理。

【2】

素女：有一位稱為采女的人，她的道術相當優秀。

（聽到這個消息後的黃帝，立即派采女到彭祖的住所，詢問「延年益壽」的方法）

彭祖：要珍惜精力，實行精神修行，而且要飲用強精藥，這樣便可得到長生。然而，不知道男女性交（性行為）的正道，即使服用強精藥也沒有用。男女一體就好像是天地的和合一樣，天地相互適應是沒有終止的。因此，性交的正道錯誤，不僅會弄壞身體，還會早死而無法長壽，假如想避免早死，一定要有陰陽之道的心得，而且對於長生不死之道也要有心得。

采女：請你說更詳細一點。

彭祖：這個道理雖然很簡單，但人類因為信心不足，所以往往無法實行。現在，黃帝因為天下的政治而有心痛的毛病，所以，他才極力追求深奧的養生之道，但這是很難做到的。然而，幸好黃帝的後宮有許多嬪妃，因此，他想知道性交（性行為）的正道是可能的。這個要領是，儘量和多位年輕的女官性交，可是必須控制射精。只要射精的次數減少，身體自然會強壯，同時也可以袪除百病。

素女：駕御女性時，不妨把對方當作石頭，同時認為自己比對方優秀。如果女的有感覺而顫動身體，男的要立刻將陰莖拔出。

總之，想征服女人的話，鞭策馬的要領是非常重要的。和掉入很深的洞穴中會粉身碎骨相同，假如過度使用精力，生命、活力就會枯竭。

（**註**）這是告訴大家，精力是非常重要的一項。也就是說，這是教導男性在性行為時把對方當作物質，珍惜自己的精液，在射精前把陰莖拔出的重要性。然而，這是一種男尊女卑的想法。

【3】

黃帝：最近，我都不想抱女人，這是為什麼呢？

素女：這種情形不太好。天地有開閉的現象，陰陽是會跟隨著時間發生變化的。所以，人類應該導從這種陰陽的原理來行動。如果沒有性行為的話，那麼，精氣便不能傳到身體中，而陰陽就會被封閉。如此一來，究竟要靠什麼來使身體強壯呢？此時，進行氣功法的訓練，把不好的氣從體內吐出來，將新鮮的氣吸入體內是相當重要的。換句話說，應該經常使用陰莖來訓練導引。總之，只要使用古人所說的「還精補益法」，即可使生氣充沛。

黃帝：那麼，陰陽性交（男女的性行為）的節度要如何才能有心得呢？

素女：男女性交（性行為）之道（方法）有自然的形式。倘若男的充滿精氣，女的便能祛除百病，亦即，男女的身心都感到舒爽，氣力便會充實。如果不知道這種原理，即會慢慢的衰弱。

實際上，男女性交之道能使氣安定、心安、心情平和。假如這三氣充足，精神便會集中，而且不會感覺到寒、熱，同時，也不會感到肚子餓或滿腹。總之，身體強壯的話，精神便會安定。

性交（交接）時，淺而慢的抽動，而且減少出入是很重要的。想給予女人快感與歡愉，同時保持男性的精力，以上所說的是必須遵守的鐵則。

（**註**）女性想達到高潮多半比男性慢。因此，只有靠雙方協力才能達到最高潮，此時的射精即是預防精力衰退之道，這種說法與近代性科學是一致的。

【4】

黃帝：關於陰陽之術，素女已經教我了，但是，我希望妳對此道（性行為）能說的更詳細一點。

玄女：天地間一切的事，都是因為陰陽的性交引起的，陽得到陰可以成育，陰得到陽可以成長。這種陰陽「互補不足」，即是本來的姿態。因此，男性的陰莖接觸到女陰時，就會堅硬勃起，而女性受到這種刺激時，陰道即會張開。這種陰陽二氣相交（陰莖插入女性陰道），一旦達到高潮時，精液即會在陰道內射出。

性交時，男有八戒，女有九律，如果不遵守這種原則，男的會因病衰弱，女的會月經不順，也就是說，男女都會受到百病的折磨，以至於縮短壽命。相反地，只要遵守八戒、九律，既可享受健康、快樂的人生，又能得到長壽。

黃帝：陰陽性交之道（正確的做愛方法）應該如何進行呢？

素女：這當然有一種法則，只要進行正確的性行為，男性的氣力會充實，女性不會罹患婦女病，換言之，彼此的身心都會健康，會過著快樂的人生。

倘若性行為的方法錯誤，身體便會逐漸的衰弱，正確的法則是，先要使心安定，保持情緒平和，使精神集中。在不冷不熱的環境中，只要能遵守好的飲食生活，不但可以安定情緒，而且會使氣力、體力充沛。

性行為時，首先把陰莖慢慢的插入，不可隨便用力。如果能遵守這種要領，女的會因歡愉顫動，男的精力也不會衰退。

黃帝：現在，我想抱女人的慾望比其他人強一倍，但陰莖卻不勃起。我只要一想到這是男性的恥辱，便不禁冷汗直流。我雖然把陰莖拿在手中，想要設法插入，可是依舊沒有辦法。此時，我該怎麼辦呢？

素女：黃帝的煩惱，正是世間男子的煩惱。在進行性行為時，必須有相當的準備。心情應該放鬆，不可以太焦躁，這樣陰莖才有用。只要男的遵從自然的攝理，女的便能用全身來感覺。

當女的有反應時，會產生各種媚態，此時，男的應該趁機深吻，吸取女性的唾液，使精氣充實。這樣腦神經會受到刺激，使陰莖勃起。總之，應該避免七損的禁忌，進行八益之道。換句話說，不可以違反正常之道。如此才能保持健康，使精力充沛，並且開創與疾病絕緣的人生。

五臟六腑若健全的話，臉色即會變好。而且隨時想親近女人，陰莖都能勃起，同時氣力充實，根本不必擔心會發生丟臉的事。

（**註**）最重要的是，進行性行為時，千萬不可操之過急，而且陰莖在女性體

內不可動的太過分。

黃帝：進行性行為時，女的似乎不喜歡，而且沒有濕潤。同樣地，陰莖也無法勃起，缺乏一種氣勢，這是為什麼呢？

玄女：陰與陽（男與女）必須互相有感覺才能成為一體。如果男的只是急著把陰莖插入，女的當然不會感到歡喜，同時陰道也不會濕潤。反之亦同。所以，只有男女雙方的心結合在一起，男的才會勃起，女的陰道才會濕潤。倘若只有單方面有意思，而且動作粗魯的話，只會讓對方產生不快感。

男性對女性要溫柔，當女性想接受時，只要用陰莖壓迫陰門，即會因為潤滑液而使插入容易，這樣一來，性交便可順利進行。此外，要時而緩慢，時而快速，不可操之過急，要讓陰莖自由的出入，那麼，女性便會感到極度的歡愉。此時，男性可以吸收女性的精氣，借此增加體力。

性交有八種方法，亦即，伸縮、俯仰、前驅、屈折等，對於這些方法，黃帝不妨試試看。

（**註**）依據玄女的解釋，陰陽是互相有感覺的，如果陽得不到陰便不會喜

悅，同樣地，陰得不到陽也不會感到歡喜。假如互相都能感覺到，即可得到快感。女性感覺到陽氣時，男性也能感覺到陰氣，一般而言，只要男性比較結實，性行為便可順利進行，使男女都沈浸在快感中。

【5】

黃帝：性行為是否有一定的順序與法則呢？

素女：應該先讓女性的心沈著下來，然後將雙膝彎曲，雙腿張開，男性彎身進入其間，同時要和女性接吻。用手握住自己的陰莖，在陰門的兩端輕輕的摩擦。當前戲告一段落後，即將陰莖慢慢插入。

陰莖大的人，大約插入一寸半（約四、五公分），小的人則插入一寸（約三公分），然後緩慢的出入。此時，陰莖不可以搖動。這種方法可以祛除百病。射精時不可以在陰門外。

通常陰莖插入陰道，自然會產生熱，以至於射精。如果女方產生快感便會忍不住震動身體，男性只要在此時深深插入，即可使雙方消除百病。接下來，淺撞女性的陰蒂，其次再插入三寸半（四、五公分），同時默數一～九，再深深的插入，這樣一進一退並反覆深吻來進行九九之法，便是男女性交的順序、法則。

【6】

黃帝：什麼是五常呢？

素女：陰莖有五種必須遵守之道。在深處緊守著節度，內在隱藏著仁德之心，不惜給予人歡喜的態度，這就是仁。中間有道可以通，這即是義。前端有節，這便是禮。想性交時勃起，不想時就不勃起，這就是信。與異性共寢時，要冷靜，對於性交要深思熟慮，這即是智。所以，君子必須靠這五常來保持節度。

因存有仁德之心而想給予女性愛，但是，因為精力不足使陰莖不夠堅硬，此時應該遵守義德，不要勉強性交，以免弄壞身體。這便是節制之道。

性交的條件，只要遵守禮與誠心去進行，便可稱為信德。也就是說，要懂得女人與愛情的交歡之道。

總而言之，只要能夠遵守五常，即可保持健康，並且得到長壽。

【7】

黃帝：由那裡可以看出女性達到快感呢？

素女：想知道女性是否達到高潮，有所謂的五徵五慾，以及十動。你只要看這種徵候的變化便可得知。女性的五徵是：

(1)臉頰變紅。此時，男性要輕輕把陰莖放在陰道。

(2)乳頭變硬，鼻頭冒汗。此時，要把陰莖慢慢插入。

(3)女性似乎口乾舌燥，一直吞唾液的樣子。這時要慢慢抽動陰莖。

(4)陰道濡濕時，要將陰莖深深的插入。

(5)愛液不斷流到臀部時，要把陰莖拔出來。

（**註**）所謂的五徵是，(1)臉色變紅。這是想做愛的一種徵兆。(2)把陰莖放入陰道。(3)插入之後，看女性有何反應，再搖動陰莖。(4)深深插入。(5)愛液會流到女性的臀部。

【8】

素女：關於五慾的顯現，女性在做愛時會依據慾望的高低而產生各種不同的反應。由這裡，男性可以知道女性的快感強度。以下說明的是女性的五慾。

(1)女性希望受到擁抱時，會摒息表示期待的意思。(2)希望被人愛撫性器時，鼻孔與嘴會張開。⑶陰液（女性分泌的愛液，亦即陰道的分泌液）會流出來，當慾望高昂時，身體會顫抖，並且會抱緊男性。⑷快感加深，而且得到滿足時，汗會沾濕衣服。⑸達到高潮時，身體會有僵硬感，同時，眼睛會閉起來，意識會模糊。

（註）素女將女性的五慾做了以上的解釋。她說，只要仔細看表情與動作，即可得知女性對性的慾望或滿足的程度。

【9】

素女：女性顯示的十種動作，它的意思如下。

⑴雙手緊抱男性，亦即，和對方的身體緊貼在一起，這是希望性器接觸的表示。⑵雙腿伸直，是希望陰蒂（位於兩側小陰唇之間的頂端，是兩側大陰唇的上端會合點，含豐富的敏感神經）受到充分的摩擦。⑶腹部突張，是希望男性射精。⑷腰部扭動，是有快感的感覺。⑸把雙腳纏住男人的身體，是希望深深的插入。⑹左右腳交纏在一起，是陰道發癢而無法忍耐。⑺腰部會橫向搖動，是希望借更深的插入來刺激左右。⑻看起來好像要起來抱住男人似的，這是快感很高的

徵兆。⑼如果身體向後仰，即是手腳發麻，達到了快樂的頂點。⑽陰液（女性的分泌物）向外流出，這是到達絕頂（高潮）的徵兆。

由以上的女性十種動作，可以得知快感的程度。

（**註**）性交時，必須仔細觀察女性的五徵、五慾與十動。假如女性的表情改變，而且不斷扭動身體，似乎在掙扎的樣子，這可以說是性交進行得很順利。

【10】

黃帝：何謂四至呢？

玄女：陰莖不怒張，是因為氣力不足。雖然怒張但不夠堅硬，這是肌肉不足。大而不硬，這是骨力不足。硬而不熱，是內力不足。也就是說，陰莖會怒張，是有性交的慾意；會脹大是表示要向女性的身體進攻；會變硬，是準備要攻擊女性的陰戶；會變熱，是性器已經沸騰，氣勢不止。

像這種和氣、肌（筋）氣、骨氣、神氣四氣呈現滿足的狀態，便不會欠缺性的能力。然而，遵守節制之道是非常重要的，換言之，不要隨便的性交，也不要任意的射精。

【11】

黃帝：我已經知道男性的四至了。那麼，女性的九氣又是什麼呢？

玄女：女性的九氣，也可以由下面的說明得知。首先，呼吸會加快，而且會吞唾液，這是肺氣充實的徵兆。發出低沈的呻吟聲並吸吮男性的嘴，這是心氣充實的徵兆。雙手緊抱著男性不放，這是脾氣充實的徵兆。性器濕而滑，這是腎氣充實的徵兆。會用牙齒咬男人的身體，這是骨氣充實的徵兆。雙腳彎曲纏住男人的腿，這是筋氣充實的徵兆。會愛撫男性的陰莖，這是血氣充實的徵兆。似乎出神的撫摸男性的乳房，這是肉氣充實的徵兆。

只要多花一點時間，慢慢愛撫陰蒂給予快感，一定可以使女性的九氣充實。如果疏忽這點，對身心會產生不良的影響。倘若各種氣不夠充實，要用「九九之道」來治療。

【12】

黃帝：妳是否能夠說明有關愛的九法呢？因為我想寫下來，秘藏在石室，而且我想實際去試一試其中的秘法。

（註）這種九法在性質上是一種秘中秘，通常是秘藏在石室中不公開的，後來，由玄女教給了黃帝。這種方式經常是古典醫書採取的手段，這也是為了表現此道神秘化的緣故。

玄女：

九法的第一法——「龍翻」

女的仰臥，男的俯臥在上面。腳放在女性的大腿之間。女性將腰部抬起，以陰戶（膣口）承受陰莖。陰莖要刺激陰蒂，攻擊陰戶的上方。插入後，必須緩慢的抽動，進行八淺二深的方法。當陰莖變硬後拔出，稍微軟化之後再插入。

只要依據這種死去生還的原則，陰莖會變得強壯。而且，不但會使女性感到愉悅，還會因為陰道的收縮祛除百病。

第二法——「虎步」

女性俯臥，將臀部抬高。男性跪在女性後面，用雙手抱住女性的腰部。然後，把陰莖插入到最深部，快速抽動四十次，再做適度的運動。如此一來，女性的愛液會流出來，此時要暫時休息。

龍翻（九法第一）

【註】這是指傳說中的聖獸，四神之一的青龍在翻滾的情形。能消除百病。

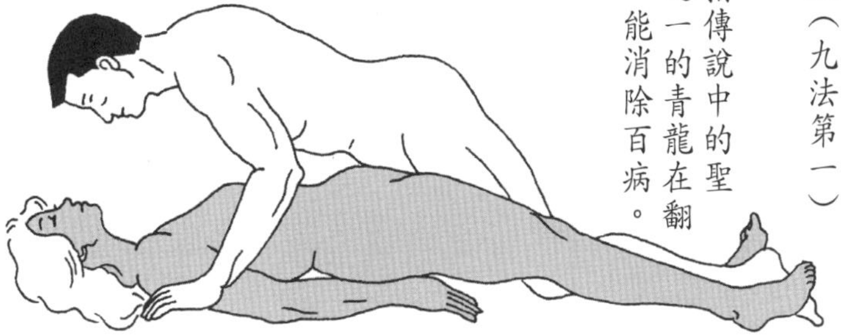

虎步（九法第二）

【註】這是指老虎在走路的模樣。可以使百病不發，同時讓男性的元氣旺盛。

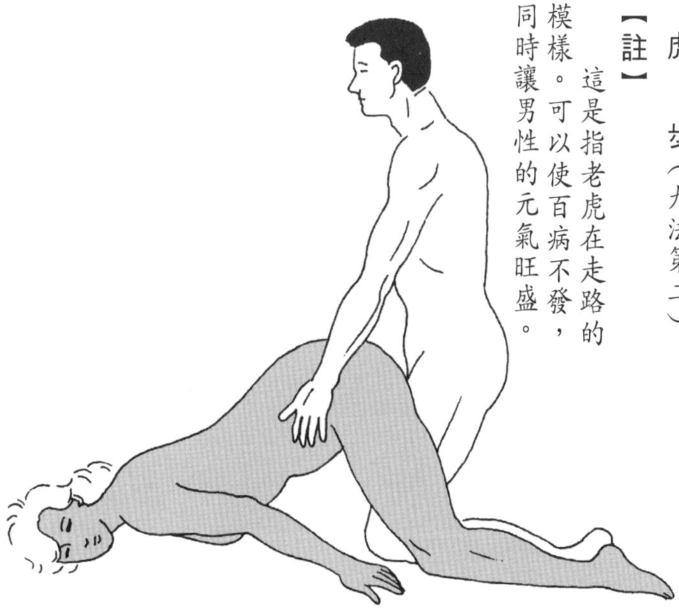

這樣做可以預防百病，同時，男性的性能力會增強。

第三法——「猿搏」

女性仰臥、雙腳抬高。男性跪在女性的前面，用雙手把女性的腳放在肩膀上，使女性的背部與臀部懸空，把陰莖插入，刺激臭鼠（Clitoris），這樣一來，女性便會扭動身體，同時，愛液也會像下雨般流出，如果陰莖插入愈深，即會增強硬度，而女性會因此產生快感。

此時要暫時休息。這種做法可以袪除百病。

第四法——「蟬附」

女性伸直身體俯臥，男性趴在女性身上。如果想使陰莖深深的插入，可以把女性的臀部抬高，用陰莖刺激赤珠（小陰唇 Labia Minora，是兩瓣柔軟的皮膚，位於大陰唇內側，陰道口外側。有豐富的神經末梢，具相當的敏感性）。反覆運動五十次以後，女性會扭動身體，愛液會流出，而且陰道會震動，陰戶會張開，一旦女性充滿快感時便要停止。

這樣做可以治療七傷。

猿　搏（九法第三）

【註】這是指猿猴扛著樹枝的狀態。可治百病。

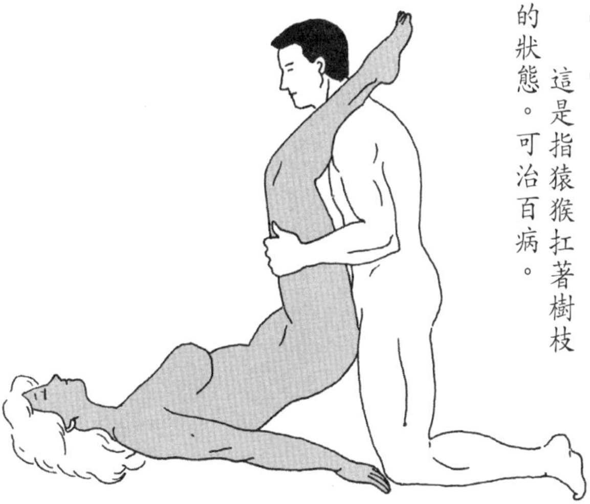

蟬　附（九法第四）

【註】這是指蟬攀附著樹幹。能消除七傷。七傷是基於強度精神感動的疾病總稱，至於七種原因是喜、怒、憂、思、悲、恐、驚，詳細記載於《素問》。

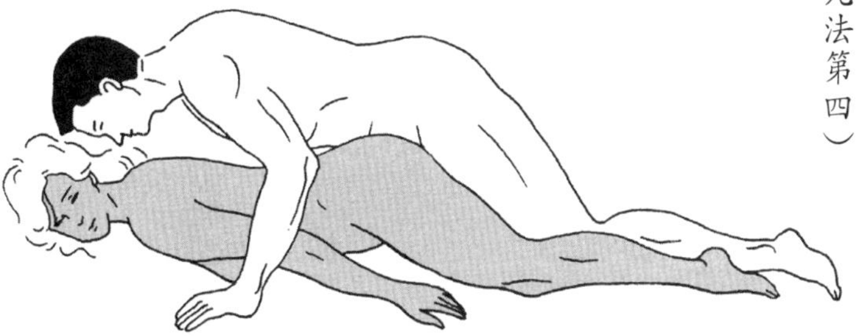

第五法——「龜騰」

女性仰臥，雙膝彎曲到胸前。男性跪在前面，把女性的大腿置於乳房上。然後，陰莖深深插入，刺激嬰女（大前庭腺 Bartholins gland，位於陰道口左右兩側），接下來，忽淺忽深的活塞運動，並且充分愛撫陰蒂，如果女性感到喜悅，男性的身體要慢慢起來。這樣，女性的愛液便會流出。

最後，再度深深的插入，一旦女性的快感高昂，即要暫時停止。倘若能做到這點，男性不但精力百倍，而且身體強壯。

第六法——「鳳翔」

女性仰臥，雙腿彎曲張開。男性跪在女性的大腿之間，雙肘靠在床上。將陰莖深深插入，刺激昆石（大前庭腺）。在陰莖又硬又熱的情況下，讓女性搖動身體二十四次。此時，女性的腰部一定會和陰莖密著，而且陰道會因興奮而張開，同時，愛液會自然流出。

假如女性得到快感便要停下來，這樣可以消除百病。

龜騰（九法第五）

【註】　這是指傳說中的聖獸，四神中的玄武（龜與蛇的合體）在空中飛舞的狀態。可以使精力百倍。

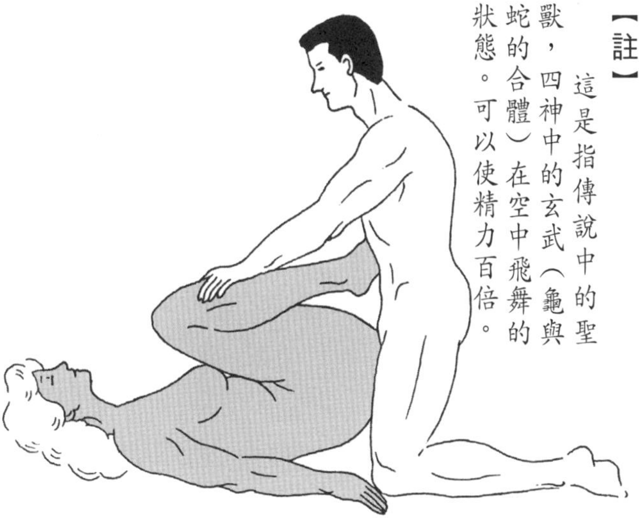

鳳翔（九法第六）

【註】　這是想像中的聖鳥，鳳在飛翔的樣子。可消除百病。

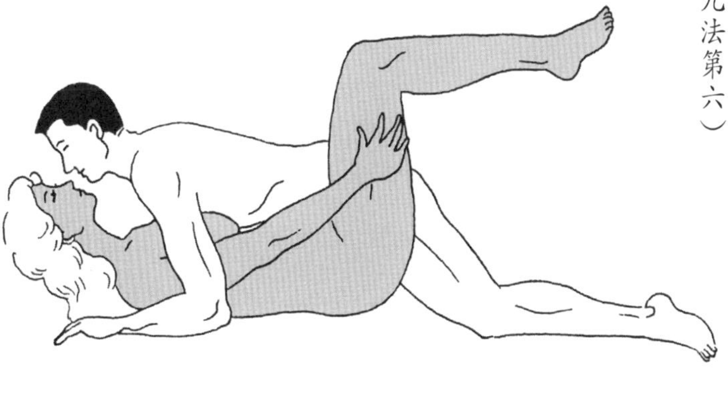

第七法——「兔吮毫」

男性仰臥，雙腿伸直。女性面向男性的腳尖跨坐，雙膝著地。雙手放在前面，而且頭要低下來，男性將陰莖插入，刺激女性的琴弦（陰蒂小帶，陰道深一寸）。

當女性感到愉悅時，愛液會像泉水般流出，同時浮現歡喜的表情。假如女性得到充分的快感便要停下來。

這樣做可以預防百病。

第八法——「魚接鱗」

男性仰臥，雙腿伸直。女性面向男性的頭部方向跨坐。將陰莖淺淺的插入。注意，這種技法絕對不可深深的插入。

用嘴輕輕含著女性的乳頭。此時，男性保持不動，女性搖動腰部。如果女性得到快感，男性要把陰莖拔出來。

這種做法可以治好各種的結聚（腹中的硬塊）。

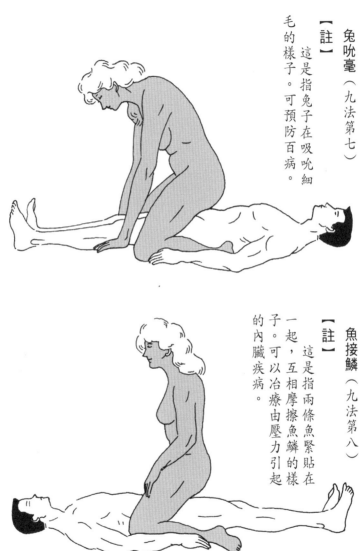

兔吮毫（九法第七）

【註】　這是指兔子在吸吮細毛的樣子。可預防百病。

魚接鱗（九法第八）

【註】　這是指兩條魚緊貼在一起，互相摩擦魚鱗的樣子。可以治療由壓力引起的內臟疾病。

第九法——「鶴交頸」

男性跪坐、雙膝張開。女性面向男性，雙腿張開騎在男性的身上，同時用雙手抱住男性的脖子。男性插入陰莖來摩擦麥齒（小陰唇，陰道深二寸），刺激陰蒂。此時，男的雙手要抱住女性的腰，幫助她做向上搖的運動。當女的得到快感時，愛液便會流出。總之，女性達到高潮後就要停下來。

這樣可以自然的治好七傷。

【13】

素女：陰陽交接，有七損八益的方法。

第一益——「固精」

女性側臥，將雙腿張開。位於上面的腳要稍微彎曲。男性則面向女性側臥，將陰莖插入陰道，做十八次的前後運動，這樣一來，男性可以固精，亦即，精液的濃度會增加。女性則可以治好漏血（月經過多症）。

每天施行兩次，十五天可以治好。

鶴交頸（九法第九）

【註】這是指兩隻鶴把頸子交纏在一起的樣子，可以治癒七傷。

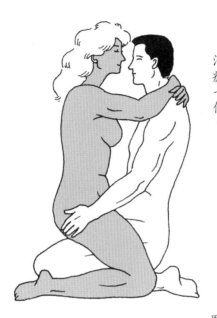

固　精（八益第一）

【註】這是指前側位的男女同位。可治療漏血（月經過多），增強男性的精力。

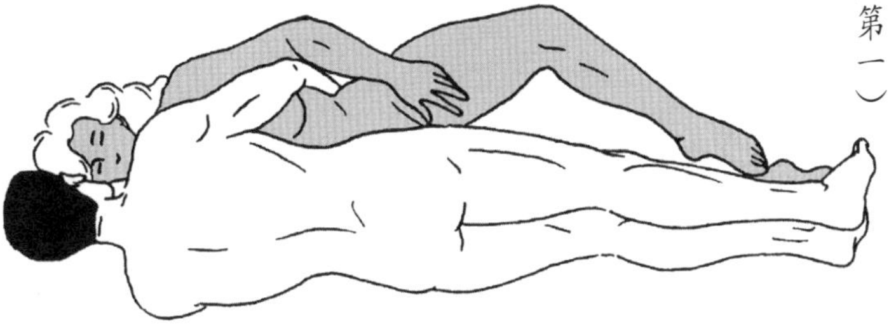

第二益——「安氣」

女性仰臥，以枕頭墊高。雙腳伸直向左右張開。男性跪在女性的大腿間，雙手放在前面。將陰莖插入陰道，做二十七次的前後運動停止。

這種做法具有使心情平靜，情緒良好的效果。這種方法可以治療女性陰門的冷虛症，每天施行兩次，三十次可以治好。

第三益——「利臟」

女性側臥，雙膝彎曲。

男性在女性的背後側臥，把陰莖插入，做三十六次的運動後停止。這樣可以使男的氣平靜，使女的冷虛症得到治療。一天施行四次，二十天可以完全治好。

第四益——「強骨」

女的向右側臥，左膝彎曲到胸前，右腳伸直。男的俯臥在女性身上，由旁邊將陰莖插入。做四十五次的運動。這樣做可以保護關節，而且可以使停止的月經恢復正常。每天施行五次，十天可以治好。

安　氣（八益第二）

【註】這是對向位、伸展位、高腰型的體位，因為三、九都是陽數，所以一般認為，這種體位有緩和陽氣的效果。女性雖然屬於陰，但是，因為冷虛症而感到更冷的女性，可以用陽氣來得到溫暖。

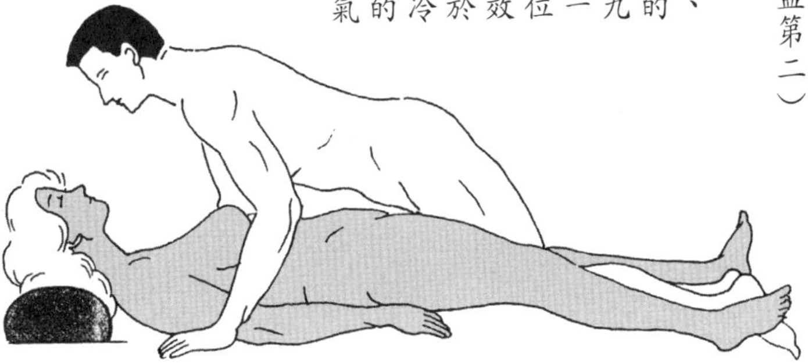

利　臟（八益第三）

【註】這是指後側位男女同位的體位。治效與二益的安氣相同，但是體位與數不同。這種體位對男性來說比較輕鬆，而且有利於五臟（肝、心、脾、肺、腎）。

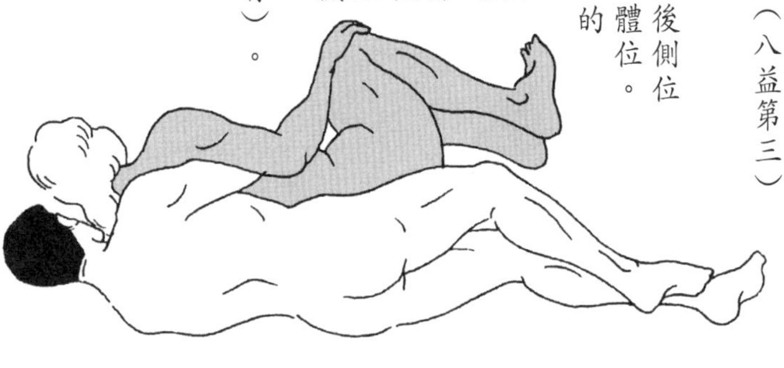

強　骨（八益第四）

【註】　這是指男上位的側位。可以治閉血。閉血即月經的異常停止。

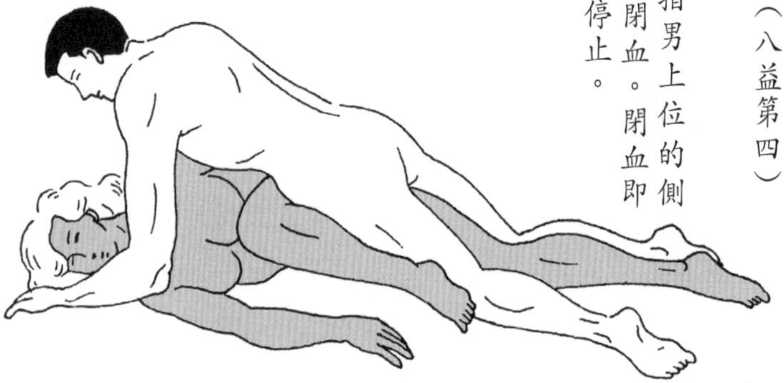

調　脈（八益第五）

【註】　可以治療陰道痙攣。這種體位與四益的強骨相同，但是，女性的腳要稍微彎曲，男的則伏在女性身上。

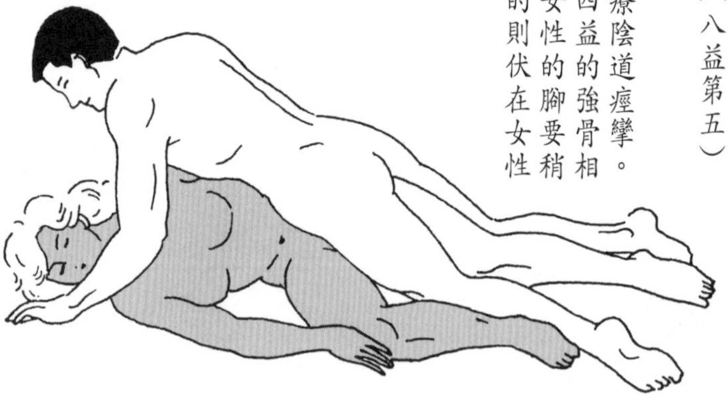

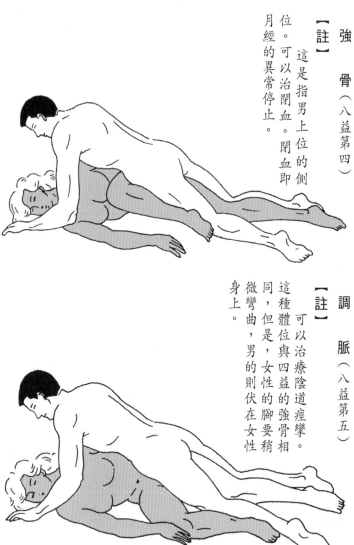

蓄血（八益第六）

【註】這種體位可增強男性的力量、治療女性的生理不順。原本是寫著畜血，但由字面上來看，應該是蓄的誤寫。這是女上位的側位。如果體內能夠貯存血，那麼，隨時要用都可以得到供給，如此一來，人力當然會加強。

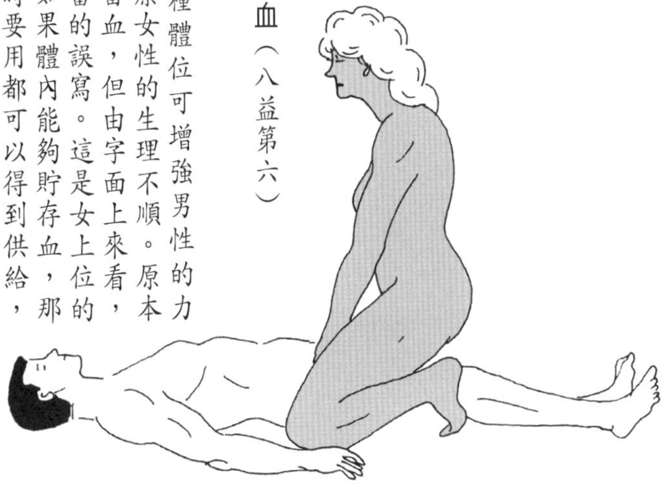

第五益——「調脈」

這一項和前面相反，女性向左側臥，右膝彎曲到胸前，左腳伸直。男性俯臥在女性身上，由旁邊將陰莖插入，做三十四次的運動。這種做法可以使男的氣脈通暢（血行順暢），女的陰道痙攣得到治癒。每天施行六次，二十天可以治好。

第六益——「蓄血」

男性仰臥，女性跨坐在上面。同時，膝蓋要著地，讓陰戶正對著陰莖。女性的陰戶要夾住陰莖，然後深深的插入，做六十三次的運動後停止。這樣可以使男的充滿氣力，使女的月經不順得到治療。每天施行七次，十天可以治好。

第七益——「益液」

女性俯臥，在腹部下方墊一個枕頭使臀部抬高，這可使陰戶突出。男性騎在女性的臀部上，並且把膝蓋放在女性身上，然後把雙手放在前面。把陰莖由後面插入，運動七十二次後停止。

這樣做可以使骨骼堅硬（每天八次，十天便會出現效果）。

第八益——「道體」

女性仰臥，雙膝向後彎曲，讓臀部接觸到雙腿。男性騎在女性身上，膝蓋著地，雙手放在地上。把陰莖插入，做八十一次的運動後停止。

這樣一來，男性的骨骼會強壯，女性性器的不快異味會消失。

每天施行九次，九天可以治癒。

益　液（八益第七）

【註】背後位的高腰型。可以使骨骼堅固。

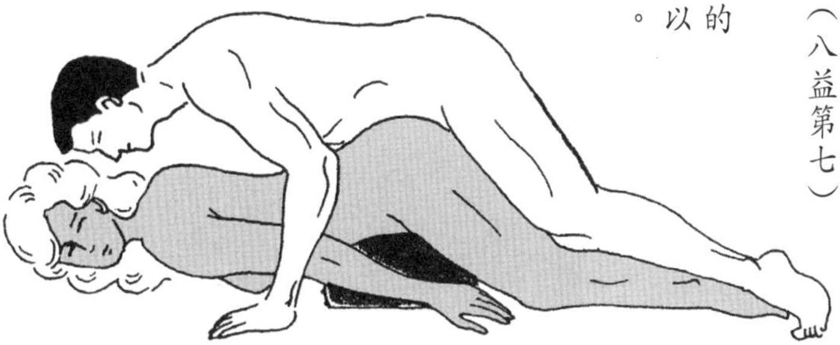

道　體（八益第八）

【註】對向位彎曲的典型。這八益如果都能做到不洩精，便可治療女陰的惡臭。

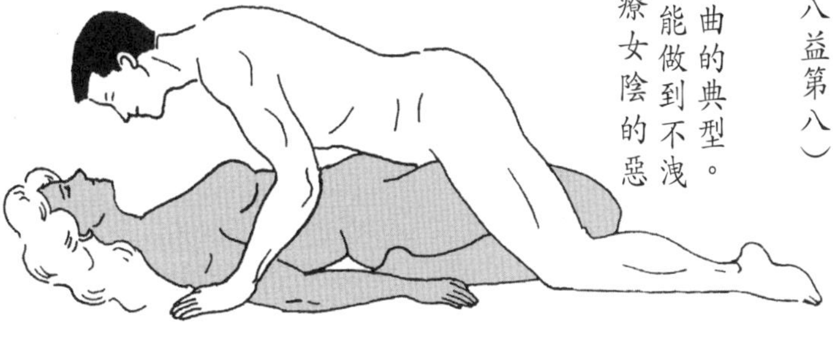

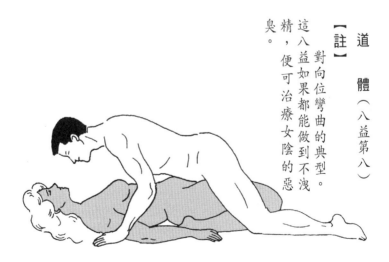

素女又接著說：

第一損——「絕氣」

絕氣是精氣枯竭、消失。在沒有什麼氣的情形下勉強性交，全身會冒汗，而且氣力會衰退，一旦產生愉悅感時，眼睛會發黑。想治療這種病，要讓女性仰臥，男性把女性的雙腳放在肩上，然後把陰莖深深插入，讓女方做腰部的運動。當女性的愛液流出後便要停止。此時，男性絕對不可以射精。

一天施行九次，十天可以治好。

第二損——「溢精」

溢精是慾望燃燒，立刻想進行性交，但是在男女的性器沒有準備好就性交，途中便會射精。此外，喝醉後做愛，會引起咳嗽不已、血氣上升、湧渴（喉嚨乾燥、尿液不易排出的症狀），而且喜、怒、哀、樂的情緒很激烈，同時，嘴巴乾燥、全身發熱，會有一段很長的時間不能勃起。想治好這種病，要讓女性仰臥、膝蓋彎曲、用雙腿夾住男性的陰莖。男的把陰莖淺淺插入一寸半，讓女性做腰部運動，一旦女性的愛液流出後便停止。此時，男性絕對不可以射精。

絕　氣（七損第一）

【註】絕氣是指性的勃起不能，缺乏生命力，氣力減退的狀態。除了脫力感之外，還伴隨著極度的疲勞。這是因為房事過度的結果，也是精液浪費過度引起的。想治療這種毛病，要採取密著度高的體位，同時讓女性採取主動。這種姿勢似乎與九法的猿搏相同，但是動作不一樣。

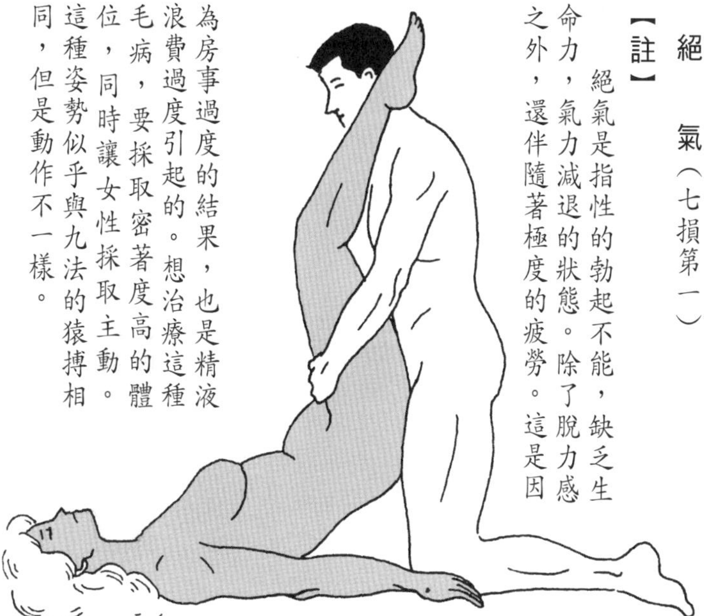

溢　精（七損第二）

【註】一損的絕氣是屬於精神上的，這種是肉體上的症狀。引起這種毛病的原因，據說是倉促洩精與爛醉造成的。治療法是採對向位屈曲型，讓陰莖保持淺的插入。

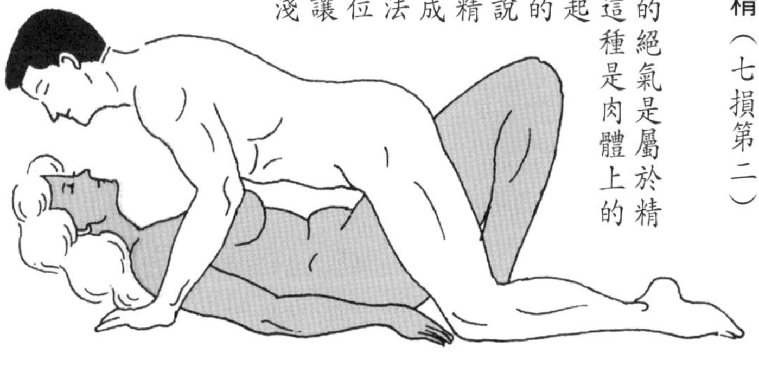

只要一天施行九次，十天便可治好。

第三損——「奪脈」

奪脈是脈搏不順。換句話說，在陰莖尚未變硬前就勉強做愛，途中便會洩精，使精氣枯竭。

如果在吃飽後立刻做愛，會傷害脾臟，引起消化不良，同時，陰莖會縮小並喪失精氣。想治療這種毛病，要讓女性仰臥，用雙腳纏住男性的腰部。男的把雙手放在地上支撐身體，把陰莖插入，讓女性做腰部運動。一旦女的愛液流出後便要停止。男的絕對不可以射精。只要一天進行九次，十天便可治好。

第四損——「氣洩」

氣洩是，精氣向體外洩漏，也就是說，在身體疲勞，全身流汗的狀態，或者身體尚未乾的情況下做愛，會產生腹熱、嘴唇乾燥的現象。想治療這種毛病，要讓男性仰臥，女性背向男性跨坐。女性的膝蓋要著地，以便支撐身體，然後，接受陰莖淺淺的插入，讓自己做腰部的運動，一旦愛液流出後便要停止。此時，男性絕對不可以洩精。只要一天施行九次，十天便可治好。

奪　脈（七損第三）

【註】
這種奪脈的體位需要特別注意。與對向位屈曲型相同，但它有一種相當特別的型態。治療效果與前二型相同。

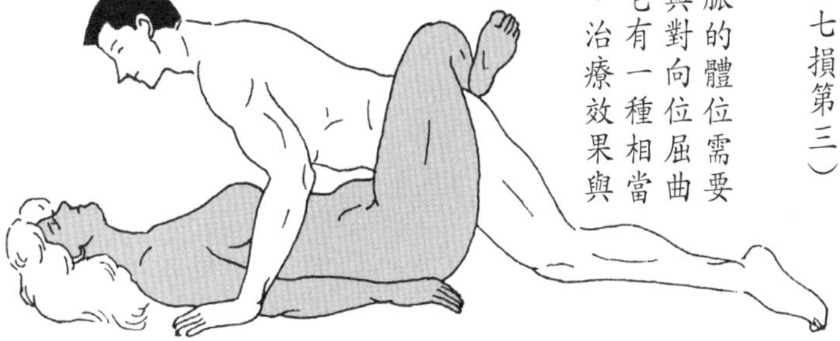

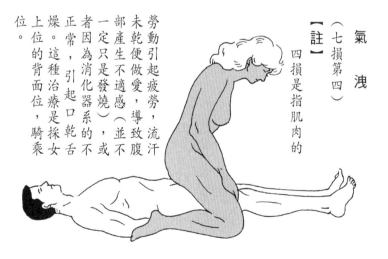

氣　洩（七損第四）

【註】
四損是指肌肉的勞動引起疲勞，流汗未乾便做愛，導致腹部產生不適感（並不一定只是發燒），或者因為消化器系的不正常，引起口乾舌燥。這種治療是採女上位的背面位，騎乘位。

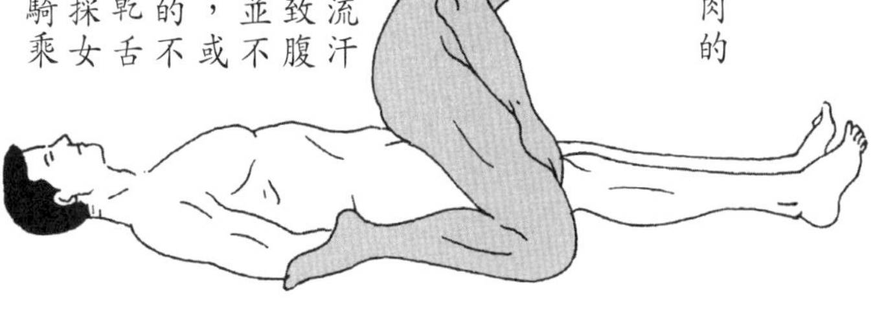

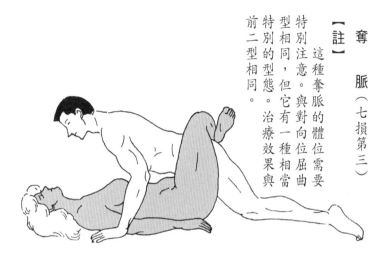

第五損——「機關」

亦即所謂的厥傷（慢性的內臟疾病）。罹患這種毛病的人，大、小便的排泄會不順暢，而且會消耗體力。倘若在身體尚未恢復時就勉強性交，會使肝臟受損。

做愛時，應該緩慢的運動，如果太過於急躁，不但肌肉會疲勞，視力也會減退，而且身體會長癰疽，循環系統的活動也會受到阻礙。這種毛病如果拖太久，陰莖萎縮變成陽痿。

治療的方法大致如下：男性仰臥，女的跨坐在男的身上。同時，將重心放在前面，慢慢的接受陰莖，由自己扭動腰部。當女的愛液流出後便要停止。此時，男性絕對不可以射精。依據這種方法一天施行九次，十天便可治好。

第六損——「百閉」

這是指脈搏閉塞，如果女的慾望強烈沒有自制心，男性會因為女性的需索過度而使精氣衰弱。在這種情形下，男的即使想射精，也會因為精氣枯竭而無法射精。如此一來，不僅會併發百病，喉嚨也會乾渴，同時，排尿不會順暢，而且眼

機關（七損第五）

【註】厥傷的人，廣義的說，即是慢性內臟疾病。這種人，即使是大、小便，也會消耗相當的能量。此時，如果再做愛便會傷肝（並非是現代解剖學的肝，是陰陽五行說的肝），一旦拖延的時間太久，治療後的情況也不太好，不但會增加疲勞，還會併發眼睛疲勞、化膿性疾病、半身不遂、陽痿等。治療法是，不讓女性採取動作，這點和其他的治療法不同。

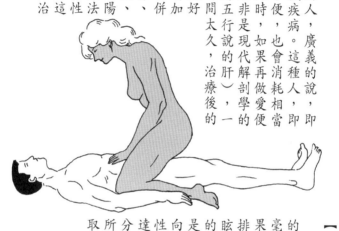

百閉（七損第六）

【註】六損是性交過度引起的障礙，換句話說，這是毫無節制的射精造成的結果，此時，會出現乏尿、排尿困難、暈眩、眼睛疲勞等的症狀，治療法是，女上位的對向騎乘位，讓女性採取主動，使達到高潮而促進分泌，男的則依所定的次數來採取女性的氣。

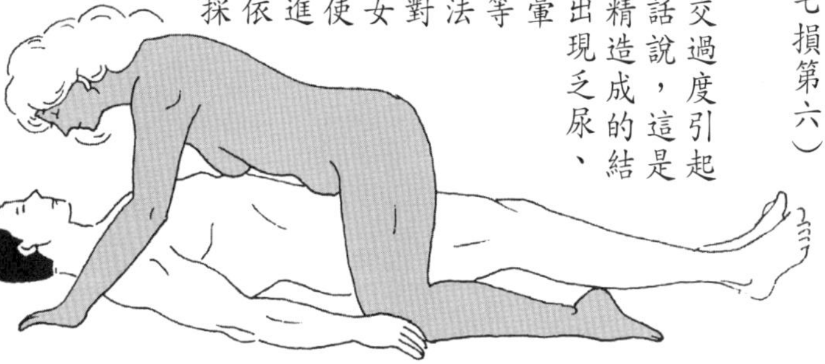

血竭（七損第七）

【註】七損是四損的氣洩更嚴重的情形，趁高潮時繼續做深度的性交，肌膚會缺乏生氣，陰莖會疼痛、陰囊會濕潤，而且精子稀薄。這種治療法是採取深度的性交，亦即，對向位，伸展位的高腰型，與龍翻的類型相同。不同的是，男的在進入股間的伸展位這點。

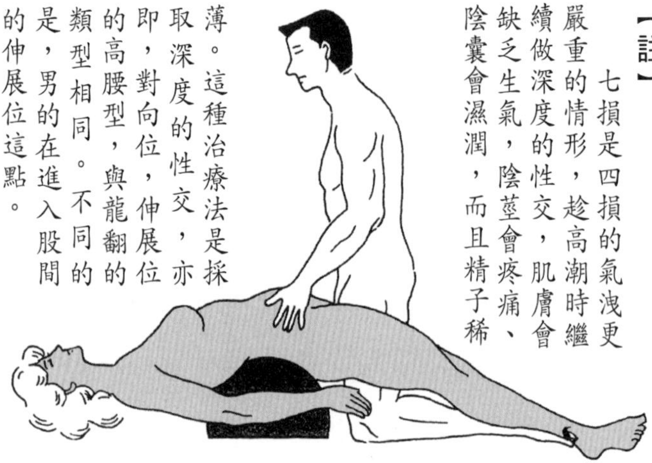

睛會發黑。

如果想治療這種毛病，要讓男性仰臥。女的面向男的跨坐，然後把身體俯下，用雙手支撐身體，接受陰莖的插入。讓身體運動，當自己的愛液流出後便要停止。此時，男性絕對不可以射精。一天九次，只要施行十天便可治癒。

第七損：「血竭」

在從事重勞動，或者步行長距離而感到疲勞，在全身冒汗的狀態下性交，雖然可以得到充分的快感，但是，由於會很快又想做愛，結果會使精力消耗殆盡。如此一來，除了會生病之外，也出現精液洩漏、血液減少、失去精氣的症狀。

此外，皮膚會變色、尿道會痛、陰囊會濕，精液中會有血絲。想治療這種毛病，要讓女性仰臥，在腰部下方墊一個枕頭來抬高臀部，並且張開雙腳伸直。男性跪在女性的大腿間，將陰莖深深插入，讓女性做腰部運動。當愛液流出後便停止。男性絕對不可以射精。

只要每天施行九次，十天即可治好。

（**註**）在各種體位中，如果是女性仰臥，男的俯在女性身上的話，男的應該用手或膝蓋來支撐身體，不可將全身的重量加在女性身上。女性的雙腳要能上下、左右、前後自由的活動。

假如把體重壓迫到對方的身上，這樣兩人會因為身體不能自由活動而減少快感。前文已經提過的性交方法與洞玄子卷中的各種方式，都是非常合理的。但是，倘若男女都拘泥於某種方法而不去做各種嚐試，這樣一生都不會知道什麼是快感。

如果結婚後，數年都無法好好相處的夫妻，不妨檢討一下，是否彼此的性生活不夠圓滿。

【14】

采女：對男性而言，性交後射精是一種無比的快樂，如果要他們忍受不射精的話，那又有什麼樂趣呢？

彭祖：如果射精，身體會感到疲勞，耳朵會轟隆轟隆作響，眼睛會疲勞、會想睡、喉嚨會乾渴，而且會有骨頭都要鬆散的感覺。這種情形雖然不久後就會恢復，但樂趣會減少。

因此，在即將射精時忍耐不射精，便會使氣力充足，身體變輕，耳聰目明，只要自己能夠節制，則性交的意慾就會再度湧出。這樣不是充滿了樂趣嗎？

黃帝：如果在即將射精時忍住不射，會有什麼效果呢？

素女：第一次快射時，如果能忍耐不洩，會使氣力充實。第二次快射精時也忍耐，會耳聰目明，第三次也能不洩，可以戰勝百病。能忍住第四次時，五臟的機能會恢復正常。能忍住第五次，可以增強血脈（血管）的發育。能抑制第六次，可以強化腰部與背骨。第七次能夠不洩，可以增強臀部與大腿的力量。第八次可以忍住，皮膚會變得更有光澤。第九次還能忍住的人，自然會延長壽命。倘若能忍住十次都不洩，便可通往神仙之道。

（註）性交保持不洩的重要性，多半是屬於精神心理狀態的，在肉體方面，最多只是十之二、三而已。如果實行時能夠遵守原則，那麼，精神上自然會充滿無限的喜悅，而且不會消耗體力。

在做愛前互相愛撫，可以使女方放鬆身體，男方興奮，而且兩人的性器都會發熱。此時，女性的性器會呈現濕潤，男性的龜頭也會有腺液流出，如此，性交便可自然的進行。陰莖會因為達到高潮而射精，是因為性交太急躁了。如果男性習慣於抑制後，即可做到交而不洩。

最好能在就寢時花數分到數十分鐘的時間性交，一旦感覺疲勞時便停止。此時，雙方的性器要結合的狀態。

雖然以這種方式入睡，陰莖也會自然的滑出，因此，女性的性器也能夠得到自然的休息，同時，這樣做還能夠使夫妻保持一夜的快樂。

倘若早上想做愛，可以用同樣的方法進行十～二十分鐘。如此一來，整天都會感覺心情愉快。

【15】

黃帝：性交之道最重要的是，不可洩漏精氣，亦即，要珍惜精液。然而，想生孩子時，不是非射精不可嗎？

素女：人的身體有強弱之分，以年齡來說，老人與青年也是不同的。因此，不要勉強的追求快感，應該根據自己的氣力去做。假如勉強去追求快感，便會使身體受損。十五歲的男性，如果氣力、體力都很旺盛，一天射精兩次也沒有關係，然而，瘦弱的人以一天一次為限。二十歲有元氣的人一天二次，弱的人一天一次。三十歲健壯的人一天一次，弱的人二天一次。四十歲有元氣的人可三天射精一次，弱的人則四天一次。五十歲有元氣的人五天一次，弱的人十天一次。

六十歲有氣力、體力的人是十天一次，弱的人以二十天一次比較適當。到了七十歲仍然很強健的人，可以三十天一次，至於弱的人也可以適用三十天一次，但是不可以射精。

（**註**）依據素女法的說明是，二十歲四天射精一次，三十歲八天射精一次，四十歲十六天一次，五十歲二十一天射精一次。

一般來說，到了六十歲以後最好不要射精，有體力的人，一個月射精一次也無所謂。但是，自然就氣力充實的人，或者體力充沛的人，不必勉強抑制。

【16】

采女：男的精力充實，或者是衰退，有什麼徵候可以區別呢？

彭祖：男的精力旺盛時，陰莖會發熱、精液會濃。相反地，精力會衰退，關於這點，可以由下列五種症狀得知。

(1)精液會洩出，這是精神受到障礙的緣故。

(2)精液稀薄，分量很少，這是肉體受到損傷造成的。

(3)精液會放出異臭，這是因為筋受到障礙的關係。

(4)想射精卻做不到，這是骨頭受到了傷害。

(5)精力衰退，無法勃起，這是因為身體受到障礙引起的。

一般來說，這種障礙是因為沒有前戲便進入交媾，或者是在情緒不安定下射精引起的。想治療這種毛病，必須交而不洩。如果能這樣做，不到百日便可氣力百倍。

【17】

黃帝：人的生命是，陰與陽在女性胎內合體才開始的。這種陰陽的合體，必須避免九殃。所謂的九殃是：

(1)在白天懷的孩子，一生中都會有嘔吐的現象。(2)半夜懷的孩子，會因為天地閉塞，導致語言、聽力與視力產生障礙。(3)日蝕時懷的孩子，會有身體的障礙。(4)打雷時懷的孩子，由於當時的天正在發怒，所以會引起精神異常。(5)月蝕時懷的孩子，對母子來說都是凶。(6)有彩虹時懷的孩子，在幼年時會比較笨。(7)在冬至與夏至日懷的孩子，會替父母增添許多麻煩。(8)在弦望曆日懷的孩子，多半比較粗暴。(9)酒醉或吃太飽時懷的孩子，一定會有癲癇或痔瘡。

以上就是九殃。

（**註**）在恐懼下懷的孩子，多半比較虛弱。在屋外懷的孩子，性格比較激烈、狡猾。這是因為在屋外做愛，感情會比較激烈、高昂所致。事業失敗時懷的孩子，性格較為陰險。喝醉時懷的孩子，大部分會有癲癇。失去良心時懷的孩子，性惡的居多。罹患性病時懷的孩子，也容易患有性病。想著其他女人時懷的

孩子，這個孩子會很像該名女子。總而言之，孩子是性善或性惡，完全是依據性交當時的狀況而定。因此，精神狀況不理想時，千萬不要做愛。

【18】

素女：求子的方法有一定的法則。身體輕快又沒有擔心的事、情緒安定，衣服整然有序，要有齋戒的心（身心清明、有節度的生活），女性月經結束的三天後並過了深夜，在雞鳴（午夜兩點左右）前進行愛撫。總之，必須先讓女性感到興奮，然後才可以交媾。

此時，一定要遵守房中術的道理，一起享受著愉悅的樂趣。射精時，陰莖不可以露在麥齒（小陰唇）的外面。如果太露出外面，會距離子宮的入口稍遠，如此一來，精液即無法進入子戶（子宮）。

只要遵守以上所說的，生下的孩子會既聰明又長壽。

素女：人必須過著合乎陰陽之道的性生活，而且還要避免數種禁忌。通常，在元氣充實下所生的孩子，多半會長壽。然而，即使元氣充實，但是夫婦的年齡較高時所生的孩子，往往無法得到長壽。

（註）夫婦性交時應該避免禁忌。如果夫婦的年齡太大，生下的孩子無法長壽。這是因為受到天先（壽命）之短的影響。

【19】

黃帝：什麼是入相女人呢？

素女：所謂的入相女人，是下列所說的女人。

天生性格溫和、聲音嬌柔、頭髮細黑、皮膚柔軟、骨骼細小、身材適中，不胖不瘦。苗條而結實，頭髮有點少，黏液多，通常都很穩靜。年齡是二十五～三十，未婚。做愛時，性器會因為愛液而濕潤，同時，會無法控制的扭動身體。全身都會流汗，而且會把自己完全交給男人。

碰到這種女性的男人，即使偶爾違反性交的法則，也不會使身體受損。

【20】房中禁忌（性行為時的禁忌）

日月的晦與朔、上下弦與望、六丁六丙之日、破日、月的二十八日、月蝕、大風、甚雨、地動（地震）、雷電霹靂、大寒、小暑、春夏秋天的節日（立春、立夏、立秋、立冬），其前後五日間，本命或行年（誕生日）都是嚴重的禁忌。

夏至之後的丙子、丁丑日（註：在養女集是丙午丁巳。在玉房秘訣是丙午丁未。在素女經是丙午丁丑），冬至後的庚申辛酉、剛沐浴後、遠出時、疲勞時，大喜大怒等，男女的性器都不可以結合。

倘若是處在精力衰退的年齡，千萬不要輕易射精。

素女：五月十六日是天地牝牡日，絕對不可以性交。倘若不遵守這個原則，三年內必定死亡，大家不妨剪一尺新布，在當天的傍晚掛在東壁上，到了第二天，布上一定會沾有血色，因此，在這天絕對要避免做愛。

【21】

采女：和鬼交而致病是如何引起的呢？

彭祖：那是陰陽，亦即男女很想交媾，但是又不能進行時，鬼便會幻化為人形來和你交媾。和鬼交媾所得到的快感，遠比人類大。然而，長時間和鬼交媾，即會變成他的俘虜。通常這種事多半不會告訴他人，所以，如果有一天你因此死了，別人也不知道為什麼。

如果得到這種可怕的病，男的就算和鬼女交媾也不可以射精。倘若能遵守這點，即使是重症者，也可以在七天內治好。身體弱又無法控制時，必須深深插入但不動。如果不這樣治療，數年內就會死亡。

不相信的人，不妨在春天或秋天時，前往深山大澤，什麼都不要去想，專心一直想著陰陽交媾的事。

這樣過了三天三夜後，會有寒、熱交加、胸部鬱悶、眼睛發黑的情形，此時，男的會看到女性，女的會看到男性。在這個時候交媾，可以得到的快感比和人交媾時還大。但是，往往會因此罹患治不好的病。

倘若處女或高貴的人為了這種病苦惱時，可以用數兩硫黃的煙來燻性器，再用方寸匕服用鹿角末，這樣便可治好。此時，你會看到鬼邊哭邊逃的情形。

（註）方寸匕，是以前計算藥味的器具，形狀有點類似婦女的髮簪。因為用髮簪盛的藥粉分量正好一寸，所以才稱為「方寸匕」。以方寸匕盛鹿角，一天服用三次即可治療。

【22】

采女：雖然你已經告訴性交之道了，但是要服用那些藥才有效呢？

彭祖：人要強壯不老，不會因頻繁的房事感到疲倦、氣力血色不會衰退，服用麋角是最好的。這種處方是，十兩平削的麋角粉末，一枚八角形的生附子（這是一種帶有毒性的中藥，要注意。可以使用無毒的加工附子或炮附子），以方寸匕服用。一天服用三次，可以得到很好的效果。

服用以火烤至黃色的麋角，可以使人不老，但是效果出現的很慢。當然，生附子的藥效比較好。只要持續服用二十天，一定會產生效果。此外，服用茯苓也有同樣的效果。可以同量混合，以方寸匕服用。人只要一天服用三次，不但可以長壽，而且對性交不會感到疲倦。

【23】黃帝的問題的回答

素女：年齡二十八、九歲的女性，看起來好像是二十三、四歲的感覺，這種人的性慾相當旺盛，經常會強烈的想要男人。這種人多半食不知味，身體疼痛，而且愛液會流出沾污衣褲。這是因為女的性器中，有類似馬尾的蟲。

這種蟲的長度約三分，頭部是紅色的，有時可以看見牠的蠕動，至於頭部是黑色的蟲，可以說經常在動。

想驅除這種蟲，可以用麵粉做一根像陰莖的東西，大小必須適當，然後塗上醬油，用綿布包起來，再插入陰戶內（膣中）。如此一來，即可把黏著的蟲引出來。只要反覆將麵粉製的陰莖插入，便可得到相當好的效果。蟲多的時候，大約有三十條，少的時候也有二十條。

三、《素女方》

《素女方》是中國古代性學專著，書名最早載於六五六年問世的《隋書・經籍志》中，作者不詳。此書除了論述性的生理、心理、性技巧等內容外，還附有一些補益、壯陽的藥方。

《素女方》的要旨

有關性交的七忌是指，⑴日月晦明、⑵雷電風雨、⑶新飽食飲、⑷新小便精氣微弱、⑸作事步行身體勞、⑹新息沐浴、⑺共女語話。

男子七傷是指，(1)陰汗、(2)陰衰、(3)精清、(4)精少、(5)陰下濕癢、(6)小便數少、(7)陽徑行事不遂。

治療這種七傷有，春、夏、秋、冬四季的補益方。也就是說，春天三個月要服用更生丸、夏天三個月要服用補腎茯苓丸、秋天三個月要服用補腎茯苓丸（和夏天的處方不同）、冬天三個月要服用垂命茯苓丸。

至於無論寒暑，四季可以通用的有茯苓散、茯苓蘇方、茯苓膏方等。

《素女方》性與飲食

【1】

黃帝：陰莖會萎縮，不夠硬，而且精力衰退，這有什麼治療法呢？

素女：像這種問題的例子，日常生活中經常發生。通常，男人只要縱慾過度，往往會損害身體。所以，不要因為女人而迷了心，這就是不老長壽的要點。一旦有這種病時，應該立刻用藥，但基本上來說，最好在生病前不要犯禁忌。這些禁忌大約有下列七種。

第一忌　日月晦明

每月晦明時，上下弦日及望日、六丁之日，都必須禁止性交。如果不遵守這些原則，生下的孩子精氣會受到傷害。這種人交媾時，陰莖不會勃起，身體會發熱，尿會呈現紅黃色，容易洩精，而且還會使壽命縮短。

第二忌　雷電風雨

雷電風雨時、陰陽晦暝時、天地振動時、日月無光時，都要禁止性交。不遵守這種禁忌，生下的孩子會有精神異常的毛病，而且會引起不會說話、看不見、聽不見的現象。同時，（本人）會有精神衰弱，也會罹患憂鬱病。

第三忌　新飽食飲

吃太多、喝太多或營養分尚未消化便性交，這是要禁止的。如果不遵守這種原則，內臟諸器官會受損、尿會變紅、變黃或白濁，同時會出現腰、背酸痛、胸腹脹的症狀，當然，這種人是無法全天壽的。

第四忌　新小便精氣微弱

排尿後，精氣弱、氣不固、衛氣不散、身體的狀態尚未復元時，都不可以性交。如果不遵守的話，對飲食會有不良的影響，而且會出現腹部脹、憂鬱不安的症狀，甚至於對某些事很容易發脾氣。

第五忌　作事步行身體勞

步行長距離，工作很累，疲勞尚未消失時，都不可以性交。不遵守這點的話，體中的水分代謝會失去平衡，同時，會有口乾舌燥、身體流汗、食物不易消化、體內痠痛受傷，睡不安穩的現象。

第六忌　新息沐浴

沐浴後，身體與頭髮未乾時，或者是做了重勞動而冒汗，都不可以性交。不遵守這種原則，下腹部會感到劇痛、腰或背部會感到疼痛、手腳會麻木，而且對五臟也會有不良的影響。

第七忌　共女語話

說了一段很長時間的話，如果陰莖興奮勃起時，必須避免性交。如果不遵守這點，不但陰莖會感到疼痛，還會使內臟受傷，甚至於耳朵、眼睛的功能會減退，呼吸會不順暢、精神會不安定，最後會導致陽痿。

不遵守以上的禁忌，一定會生病，如果想治療，則必須借助神草。

【2】

黃帝：我曾經向素女請教過有關男子的玉勞（陰莖的疲勞）七傷、婦女的生殖不全、帶下、不孕症等問題，這些疾病究竟是什麼原因引起的呢？是否可以請你說明？

高陽負：其實，這是有很深奧原因的。男子的五勞、六極、七傷，都是引起疾病的原因。

黃帝：希望你能先告訴我有關七傷的疾病。

高陽負：七傷的症狀是⑴陰汗，⑵陰衰，⑶精清，⑷精少，⑸陰下濕癢，⑹小便數少，⑺陽徑行事不遂。

黃帝：這種病要如何治療呢？

高陽負：茯苓是一種四季可以通用的神藥，亦即無論春夏秋冬，都可以依據症狀來使用。冷症用熱藥、溫症用冷藥，風症要加風藥。把脈診斷後，再依據症狀來加藥。

春三月要用更生丸（更生即茯苓）來治療男性的五勞七傷。陰莖會衰弱變小、陰囊會長瘡。腰或背部會疼痛、無法隨心所欲的睡、雙膝感到冷或熱，有時會因浮腫而步行困難。並不斷流淚，眼睛會模糊、呼吸不順暢、皮膚會呈現帶黑的黃色。

肚臍的周圍會僵硬、膀胱一帶會痛、尿中含有血絲、陰莖會痛、有時尿會不止，受到汗漬的衣服會有紅黃色的斑點。也會因可怕的夢驚醒、嘴巴乾燥、舌頭受傷，因此會很想喝水，但是食慾會減退。當氣力更加衰退時，呼吸會感到痛苦。像這種犯了七忌而招致勞傷時，以下的藥很有效。處方如下——

茯苓四分（消化不良時增量三分之一），菖蒲四分（重聽時要增量三分之一）、山茱萸四分（身體搔癢時要增量三分之一）、括蔞根四分（口乾時要增量三分之一）、菟絲子四分（陽痿時要增量三分之一）、牛膝四分（體內各部分不調和時要增量一倍）、赤石脂四分（內傷時要增量三分之一）乾地黃七分（發熱時要增量三分之一）、細辛四分（眼睛模糊時要增量三分之一）、防風四分（風邪時要增量三分之一）、薯蕷四分（陰濕或癢時要增量三分之一）、續斷四分（有痔時要加倍）、蛇床子四分（精氣不足時要增量三分之一）、枳實四分（體力衰退時要加倍）、巴戟天四分（陽痿時要增量三分之一）、天雄四分（必須烘焙。精神不安時要增量三分之一）、遠志皮四分（精神不安定時要增量三分之一）、石斛四分（身體有病時要加倍）、杜仲四分（腎虛腰痛時要增量三分之一）、蓯蓉四分（身體又冷又痛時要加倍）。

以上二十味磨成粉末，用蜂蜜製成桐子大小的藥丸。一天三次，每次服用三個。如果沒有效果時，要慢慢的增量，直到效果出現為止。當作散藥使用時，放入粥中以方寸匕服用。這樣七天便會出現效果，十天可以治好，三十天能恢復健康狀態。假如長期間服用的話，可以預防老化。

治療中，不要吃豬肉、羊肉、生冷的食物，以及飲用冰水。

【3】

黃帝：夏天的三個月間，服用什麼藥比較好呢？

高陽負：補腎茯苓丸有效。男人腎虛缺乏食慾，健忘、精神不安定或浮腫、尿液呈現赤黃色、有失禁現象、疼痛會由陰莖傳到膀胱、身體會發麻無法伸直、很想喝水、胸腹有悶脹感，這些症狀都是不遵守七忌引起的。治療時，要依據症狀來做藥量的增減，其處方如下——

茯苓三兩（消化不良時要加倍）、附子二兩（必須烘焙。有風症時要增量三分之一）、山茱萸三兩（身體發癢時要增量三分之一）、杜仲二兩（腰痛時要增量三分之一）、牡丹二兩（腹中有氣在動時要增量三分之一）、澤瀉三兩（水氣——水腫時要增量三分之一）、薯蕷三兩（頭風——頭痛時要加倍）、桂心六兩（臉色不好時要增量三分之一）、細辛三兩（眼睛模糊時要增量三分之一）、石斛二兩（因陰濕癢時要增量三分之一）、蓯蓉三兩（體力降低時要增量三分之一）、黃耆三兩（身體會痛時要增量三分之一）。

將以上十二味磨成粉末，用蜜製成像桐子般大小的藥丸。一天兩次，每次服用七個。服藥的期間，不可以吃生蔥、生蔬菜、豬肉、醋漬物，以及喝冰水。

【4】

黃帝：關於春、夏的療法，我已經知道了，那麼，在秋天的三個月間，要服用什麼藥比較好呢？

高陽負：補腎茯苓丸有效。這個可以治療男子的腎虛冷。其處方如下——茯苓三兩、防風二兩、桂心二兩、白芍二兩、細辛一兩、山茱萸二兩、薯蕷二兩、澤瀉二兩、附子（烘焙）二兩、乾地黃二兩、紫苑二兩、牛膝三兩、芍藥二兩、丹參二兩、黃耆二兩、沙參二兩、蓯蓉一兩、乾薑二兩、玄參二兩、人參二兩、苦參二兩、獨活二兩。

將以上二十二味磨成粉末，以蜜製成桐子般大小的藥丸。飯前以酒服用五個。但不可以吃醋漬物、生蔥、桃、李、雀肉、生蔬菜、豬肉以及喝冰水。

【5】

黃帝：春、夏、秋的治療法似乎很有效。那麼，冬天的三個月，要服用什麼藥呢？

高陽負：垂命茯苓丸有效。它可以治療男子的五勞七傷、視力模糊、流淚、身體無法活動自如、胸或腹部的悶脹、腰部不靈活、身體的前後都會痛、呼吸不順暢、不能接受食物、臉色變黃、尿液滲出、精液滲出、陰莖無法勃起。此外，想性交而無法做到、腳部疼痛、五心發熱、身體浮腫、冒冷汗、手腳發麻、因作惡夢驚醒、呼吸急促、口乾舌燥、健忘或憂鬱病等都有效。

想消除這些症狀，可以借助垂命茯苓丸的藥力來恢復健康，使氣力充實。平時經常服用，可以祛除百病。其處方如下——

茯苓、白芍、澤瀉、牡蠣、桂心、牡蠣（熱）、牡荊子、薯蕷、杜仲、天雄（烘焙）、人心、石長生、附子、乾薑、菟絲子、巴戟天、蓯蓉、山茱萸、甘草（烤）、天門冬（去心）。

以上二十味各以二兩磨成粉末，以蜜製成桐子般大小的藥丸。先服用五個，可以用酒吞服。不可以吃海藻、松果、鯉、生蔥、豬肉、醋漬物。

【6】

黃帝：四季分別服用的藥我都知道了，是否有四季通用的藥呢？

高陽負：「茯苓散」是四季都可通用的散藥。只要能長期服用，即可延長壽命，老當益壯。其處方如下——

茯苓、鐘乳（磨）、雲母粉、石斛、菖蒲、柏子仁、菟絲子、續斷、杜仲、天門冬（去心）、牛膝、五味子、澤瀉、遠志（去心）、甘菊花、蛇床子、薯蕷、山茱萸、天雄（烘焙）、石韋（去毛）、乾地黃、蓯蓉。

以上二十二味同量磨成粉末，製成散藥服用。利用方寸匕盛酒服用，一天兩次，二十天即可出現效果，三十天可以治好，一百天後便可充滿體力。如果長期間服用，即使是八十歲、九十歲的老人，也會像孩子一樣活潑。治療中，不可以吃醋漬物、羊肉湯、鯉、豬肉與生冷的食物。

只要依據這種治療法來進行，任何疾病都可以治好。

※　※　※

「茯苓酥方」（以下取材自《千金要方》二十七卷的內容）

茯苓五斤（用灰汁、漿水、清水各煮十次）、松脂五斤（用灰汁、漿水、清水各煮四十次）、生天門冬五斤（把蕊與皮除去、曬乾磨成粉末）、牛酥三斤（煉三十次）、白蜜三斤（煎熬到不會起泡為止）、次蠟三斤（煉三十次）。

將以上六味壓碎，放入盛水的銅器中、再加入牛酥、次蠟與白蜜溶化。然後，用雙手不斷攪拌，直到混合均勻後，裝入磁器密封。

碰到四季的王相日、刑殺厭，以及激沐廢等的日子，要當作禁忌避免。這是彭祖教導我們的。

「**茯苓膏方**」（在《千金翼方》中稱為凝靈膏）

茯苓（去皮）二十四斤、松脂二十四斤、松子仁十二斤、柏子仁十二斤，以上四味用古法煉製。其中，松子仁與柏子仁要壓碎。然後，在銅器中放入白蜜二斗四升，以小火煮一晚，再把前述四種加入混合。接著，用小火煎熬七晝夜，製成像棗實大小的藥丸。

一天三次，每次服用七個。服用前，不要吃任何東西。如此一來，即可長壽，不知道什麼是老（除此之外，還有茯苓蓯蓉酥、杏仁地黃酥三方）。

四、《玉房秘訣》

《玉房秘訣》的要旨

素女說，男性想採陰（女性的熱量）補陽（男性的熱量），最好能御童女，並且避免和一女的單交。換言之，性交的對象愈多愈好。同時，要經常更換女的，假如一晚能超過十人就更理想了。

西王母對於養陰之道頗有心得。如果能採陽養陰，不但可以袪除百病，還能夠永保年輕，並且有得到長生的可能。

本書還介紹了治療極情逞慾損傷的性交法、治療疾病的性交法、治療腰痛的性交法、治療頭痛的性交法、治療飲食後性交受害的性交法、治療醉酒的性交法、治療小便淋瀝（小便不易排出）的性交法、治療因房事過多而引起風邪的性交法、明目的性交法、防止聽力障礙的性交法、調整五臟的性交法、還精復液不洩的性交法等。

實行九淺一深的方法，陰莖要弱入強出來採取女氣，這樣一來，男子的陰莖便會像鐵一樣的堅硬、像火一樣的熱，這可以說是百戰不敗的性交法。

其次要說的是，陰陽交媾的七忌。

⑴忌雷風天地感動（自然現象的禁忌）、⑵忌晦朔弦望（曆日的禁忌）、⑶忌暴飲暴食後、⑷忌小便後、⑸忌勞倦重擔時、⑹忌沐浴時、⑺忌陽鋒堅硬盛怒

時（因為勃起過多會痛的禁忌）。

此外，尚有會生下語言障礙或聽力障礙的孩子的性交，以及孩子會死傷的性交的警告。

《玉房秘訣》——提高性愛技巧的關鍵

【1】

沖和子：陰陽是道，所以有化生萬物的作用。

這種道理是非常深奧的。因此，黃帝與素女、彭祖與殷王，他們的陰陽之道的對話是很有意思的。

沖和子：培養陽氣（男的熱量）時，不可讓女人看到。因為這不但對養陽無益，還會損害身體，導致生病的危險。這就好像把鋒利的刀子借給別人，別人反而利用這把刀子來奪去你的衣服一樣。

彭祖：如果男的想得到大益（真正對自己有益的東西）、應該選擇不知道性道的女性。倘若有年輕的女子在身邊，自己的臉也會像這個女孩一樣。所以，對象愈年輕愈好。換句話說，由十四、五歲到十七、八歲最好，超過三十歲的女性最好不要。即使不到三十歲，但有過生產經驗的女性也沒有什麼益處。我的老師因為傳承此道，所以已經有三千歲了。借助仙藥的力量，也可以成為仙人。

【2】

沖和子：想由陰陽添加精氣，或者邁入養生之道，只和一個女人性交是不行的，最好是和三個人、九個人，甚至於十一個人以上。總之，數目愈多愈好。必須採取女的精液（愛液），使精氣在上鴻泉（尿道口）累積。這樣可以使皮膚變得光滑、身體變輕、視力清楚、氣力充實，同時可以制服很多敵人。就算是老人，也會像二十歲的年輕人一樣，精力百倍。

和一名女子性交後，要立刻換另一名女子。這樣不斷地更換女人，即可得到長壽，如果只固定和一個女人性交，那麼，由於無法得到大量的女性陰氣（女性的性熱量），男性獲得的利益就很少。

青牛道士：經常更換女人，可以得到很大的益處。如果一晚能換十個女人以上，那是最好不過了。如果時常只和一個女人性交，女性的精氣便無法抵達男方身上，這樣效果就相當薄弱。而且女性會變瘦。

（**註**）採陰補陽之法。男的與女的性交後，男的要把女的愛液全部吃掉，當性器乾淨後，再把棗子放入陰道中。等到翌日早晨取出食用，可以增強精力。

沖和子：談到培養精氣，這並不是男性的特權，女性也可以做。其中，西王母（古代傳說中的仙人）對培養陰氣的性道相當有研究。據說，男性只要和她發生一次關係便立刻生病，但是，西王母的臉色反而更具光澤。她根本不想化粧，經常都吃很有營養的乳酪，彈五絃琴使心保持平靜，去除一切的雜念，專心培養精氣。

西王母沒有丈夫，但她經常和少男進行性的性交。或許這種女性也只有西王母而已。即使與少男的性交失去精氣，以後只要增補精氣，不但可以恢復健康，也能使身體長肉。神經衰弱或有輕度氣喘的女人，只要吸收男性的精液，即可把病治好。

女性用自己的嘴去吸吮男人的性器，等射精後把精液吞下，這樣可以補充身心的熱量。與少年性交後放出精氣，也可以用這種方法來彌補。

（註）談到性交的次數，男女從十六歲到三十歲每週二十五次以上，到了五十歲每週最多十四次，六十歲一週三次。但是，有人說，三十歲時每週二、三次，四十歲每週兩次，六十歲每週一次。

此外，也有人認為，適度的次數是每天一次或每週一次，總之，意見相當分歧。有些人主張每週一次比較理想，但也有人說，九天一次，十天一次，或者兩週二次，甚至於有人強調，一年五十次到一百次最恰當。

【3】

沖和子：假如因為情慾而不知道節制。一味的追求慾望的滿足，一定會傷害身體，導致生病。這是不節制的明顯徵兆。

由於原因是性交造成的，所以也要用性交來治療，這就好像喝醉時，再喝酒來醒酒一樣。

做法大致如下——

(1)性交時，如果睜開眼睛看著對方的身體，或者晚上點燈看色情書刊，眼睛會發黑或失明。此時，只要閉著眼睛做愛即可治好。

(2)讓對方以騎在腹部上的體位性交，會產生腰痛的煩惱，而且會有想排尿但無法排出的現象，同時，會有腳部抽筋、背骨彎曲的症狀出現，此時，只要採取正常位進行性交，即可治好。

(3)低著頭、伸著脖子性交，會引起頭重或脖子僵硬的情形。此時，要把頭靠在對方的額頭上來性交，這樣便可痊癒。

(4)吃的很飽，到了深夜仍然沒有消化，此時進行性交，往往會生病。胸部鬱悶、沒有食慾、吐酸氣、胃氣充實、脈搏的跳動不順暢。有時會吐血或流鼻血、腋下痛、臉部長疙瘩。此時，要在深夜到黎明前進行性交，這樣就會好。

（**註**）飲食後立刻性交，胃的機能會降低，引起消化不良。喝醉或飲酒過多後性交，用力插入很深，會產生黃疸黑癉（惡性腫瘤），或者腋下疼痛。同時，氣會紊亂、手下垂、大腿的內側浮腫，這種浮腫還會擴大到肩膀或手臂。嚴重時，除了胸部與背部會產生疼痛之外，還會不斷咳嗽，甚至吐血，有時候會引起精神錯亂。想治療這種現象，必須慎重的依靠酒勢，然後在黎明時刻性交。進行性交時，只要讓身體感覺舒暢的慢慢進行即可。

(5)忍住尿意性交，尿液會滲出來，而且會引起下腹部刺痛、排尿不順的現象，同時，陰莖會痛。治療這種毛病，首先要排尿，然後，躺下來並放鬆心情。接著，在吃飯的間隔時間性交，即可治好。

(6)忍住排便進行性交，容易長痔瘡而且會使大便不易排出。每天還會流膿、肛門附近長出類似疙瘩的東西，如此一來，排便就更加辛苦了。因為有腫痛的情形，所以想躺下也很痛苦。這種毛病，要在黎明前起來脫衣服，然後再度躺下，使心情穩定後，再輕鬆的和女人嬉戲，等到陰莖充分滋潤時稍微後退，如此，不但可以把病治好，還可使精神安定。另一方面，女性的疾病也可以痊癒。

(7)因過性交過度，身體不斷冒汗，身體像蝦子般捲曲或反折，或者是因為感冒，精氣衰退，完全沒有元氣，此時，一旦風邪深入體內，腳會不靈活，而且手會無法抬高到頭部。治療這種症狀，必須使精神安定，並且煎地黃服用。

【4】

巫子都：

(1)想讓視力清楚的方法，是在性交後即將射精時，抬頭暫時停止呼吸。然後，大大的吐氣，睜大眼睛看著周圍，同時要收縮腹部恢復精氣，讓它回到百脈（經絡）中。

⑵想調整五臟，消化良好，治療百病的方法，是與女人性交即將射精時，讓腹部突出，心情保持平靜，收縮腹部散發精氣，讓它在百脈中還元。然後進行九淺一深，插入琴弦、麥齒（即女陰內寸半至二寸左右）間，這樣陰陽二氣相合協調，可以恢復正氣，驅散邪氣。

希望腰部或背部不會疼痛，必須挺直腰背靠在牆壁上，不要上仰下俯進行。總之，最重要的是，背部伸直。

性交時，女性的性器濕潤，愛液流出的話，即可補體虛（正氣衰弱，容易疲勞的狀態）。想要休養身體治療疾病，必須忍住射精的念頭，讓精氣還元到體內，使它產生熱。

⑶陰陽之道，最重要的是珍惜精液，如果能做到這點，便可保存性的壽命。射精後，要採取女性的精氣來補充，這種行為要反覆八次，在第九次休息。插入後，如果不想射精，可用左手按住陰囊下方，讓精液回去即可。

想得到女性的精氣，要進行九淺一深的方法。用自己的嘴對著女方的嘴，吐氣後，再稍微吸二次氣吞下。這個氣進入腹部後，可以由陰的幫助，得到陰力。在反覆進行三次中，要進行淺的插入，同時施行九淺一深，總共進行九九＝八十一次，這樣陽數便會滿。陰莖變硬時拔出，等到稍微軟了之後再插入。這就是所謂的「弱入強出」。陰陽（男女的性器）和合的位置，應該在琴弦（陰蒂小帶）與麥齒（小陰唇）之間。

對陰莖來說，插入昆石（大前庭腺）的下方是不太好的，同樣地，女性被插入小陰唇之間也是不太理想的，雖然淺的插入可以得到精氣，但是，深的插入卻會分散精氣。此外，進入轂實（陰道深5寸處）會傷害肝臟，而且眼睛會因為風的進入而流淚，同時，尿液會不斷滴出來。插入臭鼠會傷肺，引起咳逆（不斷咳嗽）。插入昆石（大前庭腺）會傷害脾臟，使肚子感到腫脹，並且產生打嗝。有時候還會引起下痢，使雙股感到疼痛。

總而言之，百病是由昆石產生的，所以，性交時不可插入太深。

（**註**）因為性交而提高快感，當精液快要出來時，要抱緊女性的身體，將陰

莖深深貼在陰壁上。其次，腹肌要縮緊，靜止不動。同時，摒息咬牙，女的也要保持安靜。因為女性一動，快感又會增加，如此便會因無法抑制而射精了。

(4)為了避免失去聽力要怎麼做呢？

快要射精時，要吞一大口氣、咬著牙摒息，這樣一來，耳朵會聽到好像有風呼嘯過的聲音，此時，腹肌要縮緊，氣要合。只要能長久持續，即使到了老年，也不會有重聽的毛病。

黃帝：打破這種禁忌時，要如何治療呢？

巫子都：此時，要讓女性仰臥，大腿大約張開九寸。男性要舔女性的玉漿（愛液），愛撫鴻泉（尿道口），然後插入陰莖。接著，要用手調節插入的角度，阻隔在琴弦與麥齒之間。如此一來，女性會扭動身體，但是，男性不可因此失去平靜，以至於射精。

在這種情形下，男性不妨數三十次呼吸，當陰莖變得更堅硬後，再慢慢的深入。到達昆石時，要讓陰莖變得最大，然後在快射精時拔出。稍微休息一下，等變小後再插入。如果隨時都能遵守「弱入強出」的原則，陰莖便會像鐵一樣的堅硬，像火一樣的熱，並且百戰不殆。

【5】陰陽和合時，必須遵守下列七種禁忌

第一忌

在晦朔望之日，和陰陽和合（亦即性交），生下的孩子會做出遭到酷刑處置的事。因此，千萬不可不慎重。

第二忌

在雷、風、天地動的日子性交，血脈會阻滯，生下的孩子一定會長癰腫（惡性腫瘤）。

第三忌

剛喝完酒或吃太飽而消化不充足時便進行性交，不但腰部會鼓起來，尿會呈現白濁，而且生下的孩子會罹患癲癇。

第四忌

在剛排尿，缺乏精氣的情形下性交，經脈（經絡——連接穴與穴的經絡）會一點一點的滴，此時，生下的孩子必遭天孽。

第五忌

工作很疲倦，氣力尚未恢復前便性交，腰部肌肉會痛苦，此時懷的孩子，必遭夭殘。

第六忌

剛沐浴後，當頭髮或皮膚尚未乾燥時就性交，往往容易發脾氣。此時懷的孩子，多半無法全壽。

第七忌

陰莖勃起，想要性交時，莖脈會痛，與女性無法順利做愛的話，即是有內傷的緣故。亦即，七傷。

無法說話或聽不見，這就是在臘暮月（十二月）受孕的孩子。暮月時，整晚都會有百鬼聚集。

在這個時期，君子會謹慎自身，小人則因為隨心所欲的進行性行為，所以，生出來的孩子多半會遭遇不幸。

生下來會傷死的孩子，稱為火子。獻給神佛的燈尚未消失，男女便進行性交的話，生下來的孩子一定會在市內傷死。

癲狂的孩子，是雷電之子。四月或五月，下雨、打雷很厲害時，君子多半會謹慎身體，小人會不在乎的性交，在這種情況下懷的孩子，以後一定會顛狂。

生下來會被老虎、野狼吃掉的孩子，是重服（服重喪）時所生的孩子。君子在喪中穿著麻服時，不會吃肉，因此，君子會瘦。相反地，小人根本沒有去想這些事便性交，所以，生下來的孩子會被老虎、狼吃掉。

生下來會溺死的孩子，是父親的產後處置錯誤。亦即，把銅器裝入銅器加蓋，埋在土塀下七尺的地方。這個叫做童子裡，此時所懷的孩子，出生後不久便會死在水中。

大風時受孕的孩子容易生病。在雷電交加時受孕的孩子，多半會狂癲。爛醉時受孕的孩子，必定癲狂。非常疲勞時受孕的孩子，一定會夭傷。在月經期間懷的孩子，會在戰陣上死亡。黃昏時受孕的孩子，災變多。人定（深夜）時受孕的孩子，多半不會說話或聽不見。日落後懷的孩子，說話會口齒不清。白天懷的孩子，會罹患癲癇。哺乳中受孕的孩子，自己會受傷。

【6】

彭祖：生孩子的法則，是蓄積精氣，不要隨便洩露出去。婦女在月經過後的十五天性交，如果是生男孩，這個孩子不但聰明，而且富有才智，同時還很長壽。倘若是生女孩，會既美麗又聰明，並且會嫁給貴人。

在接近黎明的時刻進行性行為，對健康最有幫助，而且會使身體變輕又充滿精氣，生下的孩子可得到財富與長壽。

男子滿百歲時所生的孩子，無法長壽。八十歲的男性與十五歲到十八歲的女性性交所生的孩子，幾乎都毫不例外的得到長壽。此外，女性到了五十歲，只要能找到年輕的丈夫，一樣可以生孩子。

婦女在妊娠未滿三個月時，選擇一個戌日，把男冠的繩子燒成灰，然後用酒把灰服下，這樣生下來的孩子會聰明，而且能擁有財富。這種事最好不要告訴別人。

婦女不能生育時，可以在左手拿二十七粒小豆，右手抓住男性的龜頭（陰莖的前端），把它插入自己的女陰。接著，把左手的豆放入口中的同時，女性自己要把男性的陰莖放入玉門（陰部），在聽到男性精液灌注的聲音，把豆子吞下。這樣做會有相當不錯的效果。

【7】

沖和子：美麗嫻淑是婦女的優點，女人只要漂亮、纖細，那麼，短處便看不見。這樣不但會令男人喜歡，而且可以使男的長壽。

陽精（男子的性熱量）多便會生男孩，陰精（女子的性熱量）多便會生女孩。陽精會造骨，陰精會長肉。

經常會被愛情包圍的女性，是年輕沒授過奶水，長得比較豐滿，頭髮細、眼睛小，而且瞳孔黑白分明，皮膚細膩，說話聲音讓人感到很舒服，看不見四肢百節的骨，骨頭細的女人。陰部或腋下沒有毛是最好的，如果有的話，最好是又細又光滑的。

至於不好的女人又如何呢?這種女人多半頭髮蓬鬆，面貌嚴肅、脖子長出青筋、喉嚨好像有喉結、黑牙齒，說話聲如破鑼、嘴巴大、鼻子高、眼白混濁、嘴巴的周圍或下巴長毛。骨骼粗、體格魁梧。沒有什麼肉，頭髮呈黃色。陰毛雖然很細，但是倒立生長。和這種女性做愛，男的身體一定會受到損害。

（註）嘴巴小、手指短的女人，陰道淺。嘴巴大，手指長的男性，陰莖長，嘴巴大嘴唇厚的女性，陰唇既厚又大。相反地，櫻桃小嘴的女人，陰道必定淺。眼窩深的女人，陰道一定深。眼皮大而突出的女人，陰道淺。眼皮小又凹陷的女人，陰道深。眼睛與眼睛很靠近的女人，陰道深。嘴巴大的女人，陰戶大、陰道小。眉毛稀少，眼睛小的女性，陰阜的毛少，而且陰道淺。

眼睛大，看起來水汪汪的女人，陰戶雖小，內部很大。當充滿愛液時，如果陽具（陰莖）小，即會完全進入。就算碰到大的陽具，也會因為愛液的滋潤，順利的出入。總之，探花心是很有趣的。

嘴巴寬的女性，陰唇與內部的大小相同，陰道深。這種女性和陽具細長的人性交，可以得到很大的快樂。

左右臉頰上有梨窩的女人，陰戶小，陰道比較深。性交時，由於陰壁會不斷地顫動，所以，男的快感會提高，嚐到銷魂蝕骨的滋味。

嘴唇突出的女人，陰戶有大有小，但陰道的深淺則恰到好處。當陰莖進入後，陰戶有時會擴張，有時會收縮，所以，得到的快感也特別大，但這種女性很少。

陰戶小，陰道緊狹緩淺（緊張時會收縮變狹，不緊張時便會緩和），精水（愛液）會充分流出的女性，當陽具進入其中後，會因為摩擦的力量很強，使快感達到最高峰。這種女性雖然很棒，卻是可遇不可求。

額骨高，眉毛濃的女性，陰戶小陰道窄，陰莖進入其中後，好像會被吸入一樣。因此，得到的快感就好像要死了似的。

嘴巴小額頭窄的女性，陰戶小，陰道窄。但是，陰道彎曲又深，因此，陽具短小的男性，無法讓這種女性得到快感。然而，如果碰到陰莖細長的男性，兩人所得到的快樂是無法形容的。

額頭寬，鼻子扁平的女性，不但陰戶的外側大，陰道也大。然而，陰莖只要淺入陰道，很容易便會扭動身體。

不要和皮膚粗糙的女性性交。

身體瘦弱的女性也不好。經常可以由上一直到下的也不要駕馭。

聲音很粗，氣很強的女人也不好。腿毛濃的女人也不理想。太會吃醋的女性也最好不要。性器冷的女性不可以擁抱。有冷感症的女性要避免。太會吃的女性也不可以。超過四十歲的女性也不要。心臟不好的女性不適合。陰毛倒立的女性亦不適合。此外，捲髮、似乎有喉結、有狐臭的女人都不好。會產生淫水的女人，千萬不可以性交。

【8】

沖和子：天是以自然現象來顯示吉凶的前兆。聖人由這種現象便可知未來的吉凶，這是易經上記載的。禮記中也說，在打雷時進行性交，必定會引起災難。因此，聖人通常會自戒、自慎。

由於人類生活在天地之間，因此，當天產生異變，地引起災難時，誰能不害怕呢？陰陽和合的行為，對天與地的動存在著敬畏的心是很重要的。

彭祖：有些時期與場所，必須要抑制性交的心情。例如，大寒、大熱、大風、大雨、日蝕、月蝕、地動、雷電，都要避免性交，因為這些是天忌。同時，也要避免吃太多，喜、怒、悲、憂、恐懼等的感情太激烈，因為這是人忌。山川、天神地祇、社稷（土地之神與五穀之神）居住的地方也應該避免，因為這是地忌。

總之，這三忌應該避免。如果犯了其中一忌，立刻會生病，而生下的孩子必定短命。服用媚藥而身體衰弱，或者疾病尚未痊癒便性交，身心都會受到傷害。此外，不可以在月殺（新月的前日）性交。還有，建、破、執、定日，以及血忌日都不可以性交（這些日子都相當於九星曆中段的日子）。

彭祖：有時候，性行為也會縮短壽命。但這並不是鬼神做的事。例如，把妙藥放入女的性器中，或以象牙充當陰莖來玩，這樣一定會縮短壽命。

【9】

(1)男性器無法勃起，或者是勃起但不是很堅硬，像這種狀態是陽氣少，腎源衰弱的原因。它的治療法大致如下——

蓯蓉、五味子各二分。蛇床子、菟絲子、枳實各四分，將這五種藥搗碎，再利用方寸匕以酒服用。

據說，蜀郡府君一天服用三次，超過七十歲後還生了孩子（大力丸）。

另外一種方法，是把雄蛾（尚無交尾經驗的，弄乾燥）三分，細辛、蛇床子各三分搗碎，篩過之後再和雀卵混合，煉成桐子般大小的藥丸。在臨性交前服用一個。如果感覺太強，可以用水沖洗。

⑵使陰莖變大的處方。

蜀椒、細辛、肉蓯蓉。這三味藥同量篩過，再加入狗膽，吊在天花板三十天，然後拿來塗抹陰莖，這樣可以使陰莖增長一寸。

⑶女性因初次經驗導致性器受傷，可用下列方法來治療。

甘草二分、芍藥二分、生薑三分、桂十分，用三升的水去煮。等沸騰三次後拿來服用。

⑷女的因為過度性交使性器受傷，可以用下列的處方治療。

桑根自皮（切）半斤、乾薑一兩、桂心一兩、棗二十個，加一斗酒去煮。沸騰三次後，要喝一升。即使流了很多汗，也不可以吹風。沒有酒，可用水代替。

⑸希望陰莖能在緊要關頭勃起時，可以服用維雄丸。

這個處方，是將蛇床子、細辛各三分，雄蠶蛾乾四分，以蜜製成黃豆般大小的藥丸。

(6)以下這些藥物，如果能在性交時服用，可以得到很大的效果。

麝香一分、蓯蓉三錢、朱砂三錢、地龍一條，先用瓦去烤乾，再用龜血製成小藥丸。一次一個。

效果會很快出現，亦即，陰莖會很快變大，但是，性行為結束後一喝水，效力便會消失。

(7)有一種具有持久力的處方，稱為太平公主萬聲嬌。

將五倍子、遠志各二錢、蛇床子一錢搗碎、篩過，製成散藥。用水溶解後，塗在陰莖的根部，這樣便可增加持久力。

五、《玉房指要》

《玉房指要》的要旨

黃帝是借和兩千名女性性交而登仙的。即使是俗人，只要能和七、八位女性性交，也能得到莫大的助益。

性交之道，是先愛撫女性的玉門（陰部），其次是接吻，而且舌頭要放的深並輕輕搖動。

性交中，女性會有陽的感覺。由於舌頭有五臟之液，所以，吸舌吞唾液會有很大的益處，也就是說，只要吞下唾液，體內的熱量便會活性化。

性交的要點，是緩慢的前戲，亦即強調神志的調和。

假如一天和數十位女性性交，而且能做到不洩，這樣不但可治百病，同時還能延年益壽。此外，還談到了性交次數，每次都會射精的治療方法、男性陽具過大的對策，使女性玉門緊縮的處方等。

《玉房指要》的房中術

【1】

彭祖：黃帝因為把一千兩百位女性變成他的，所以才成為仙人。俗人一生只以一個女人為對象。對於此道了解與不了解的人，其間有很大的差異。對此道有心得的人，沒有很多對象是不好的，因此，對象不一定是要美人。最重要的，是要找年輕、沒有授過乳的女人，以及比較豐滿的女人。總之，如果能找到七、八個女人便相當不錯了。

性交之道，並不是很特別的事。然而，沈著的與對方交媾是非常重要的。愛撫女的丹田（下腹部）、親吻、用手指在玉門（陰部）中刺戟，並且輕微搖動，燃起對方性交的慾望。

如果女的感覺到男的陽氣，會出現某些徵兆。例如，耳朵像喝醉酒一樣的發熱，乳房會脹得像手掌般大，脖子會抽動，雙腿會顫抖，雙手會緊抱著男人的身體。此時，男人要彎身深深的插入。這樣陽可以得氣，陰會受損。由於五臟之液在於舌頭，因此，就像赤松子所說的「玉漿能夠絕穀」。……要交媾前，必須吸吮女人的舌頭，儘量吞下她們的唾液，這就好像服藥一樣，可以使胃中感到舒暢。這種做法可以治療消化不良，胸口的鬱悶。同時，皮膚會變得光滑，宛如處女一樣。這種性道並不是很複雜，只是俗人不了解而已。

采女：既不違反人情，又能延長壽命，難道還有比這個更快樂的事嗎？

道人劉京：和女的進行性交之道，首先要緩慢的進行前戲，讓女性放鬆心情，等到她有充分感覺的狀態，再開始進入。在陰莖稍微軟的時候插入，在變硬時拔出。這種進退的做法要慢慢的進行。

不要太過於使勁。因為這是驚五臟、傷絡脈、產生百病的原因。重要的是，必須交而不洩。如果早晚進行數十次的性交都能不洩精，不但可以治療諸病，還能延長壽命。如果可能最好經常更換女伴，這樣更能產生良好的效果。倘若一晚能更換十個女人以上，那是最好不過了。

仙人：所謂還精補腦（精液的熱量要在大腦循環的說法）之道，大致如下：

性交而即將射精時，要立刻用手的中指與拇指按住陰囊後方的大孔（macro-pores）前，以便抑制射精。然後，長長的吐一口氣，牙齒要像鳥在啄什麼似的運動，同時不可以閉氣。以這種做法對女的施精，精液不射出，精液便會經由陰莖再回到腦內。這種方法是仙人傳授的，因此，大家千萬不要輕易告訴別人，否則身體會受到災厄。

想從女性身上得到益處，要趕快把頭抬起來，把眼睛睜大，並且左右上下一直看，收縮下腹部，如果能這樣控制，對射精便可防範未然。這種做法也不能隨便傳給他人。一月二次，一年二十四次這樣對女性施精，即可延長壽命，而且就算活到一百歲、二百歲，臉色仍然相當好看，同時，根本不會生病。

非常健康的男人，一晚可以和女性性交數十次，但往往無法阻止射精。此時的處方是，蛇床子、遠志、續斷、蓯蓉四種，同分量混合製成藥散，一天三次，以方寸匕服用。

讓男性陰莖長大的處方：柏子仁五分、白斂四分、白朮七分、桂心三分、附子二分，以上五種製成散藥，一天二次，飯後以方寸匕服用。二十天後，陰莖便不可同日而語。

使女性陰部緊縮的處方：把硫黃四分、遠志二分製成散藥，裝入絹袋再插入陰部，這樣可以得到很好的效果。

另一種處方：硫黃二分、蒲華二分製成散藥，用三指撮在一升的水中溶化，用來清洗陰部。二十天後，陰部即可像未婚的少女一樣。

此外，還有一種稱為始皇童女丹的，這是把山茱萸、土明礬、青木香、石榴皮搗碎、篩過，然後製成散藥，溶化在熱水中。性交時，把它放入陰部中，就會像童女一樣。

假如女性無法引起性慾時，或者性慾的產生比較慢時，不妨採用下列處方。

丁香、枕香、山茱萸、玉桂、白朮各一錢，杏仁、砂仁、蛇床子、本別子、細辛各二錢，這十種藥以蜜煉製，製成黃豆般大小的藥丸。性交時，把藥丸弄碎放入陰部中。如此，很快便會引起性慾。

快女丹的處方：蛇床子二錢、狗骨一錢、煆灰、定紛、桂心各一錢，將以上五種搗成粉末。放在熱水中溶化，性交時塗抹在陰莖上。這樣可以使女性很快產生快感。

美女倒提人的處方：硫黃、山茱萸、麝香、木香各二分，以上四種磨成粉末。以熱水溶化，放入陰道中，如此一來，女的便會因為情慾上升，進而要求性交。

滋陽快活丹的處方：蛇床子、茱萸、木香、硫黃各二錢、細辛、紫稍花各二錢，以上六種搗碎、篩過後磨成粉末，以熱水溶化，放入陰道中。這樣可以給與女性無比的快感。

美女一笑散的處方：將龍骨、山茱萸、木香、遠志、玉桂、石榴皮六種搗碎、篩過後磨成粉末。將少許這種藥粉放入陰道中，然後施行九淺一深法，可以使女性得到無法言喻的快感。

催春丹的處方：紫石黃、蛤蚧尾、雀腦火、炮天雄，將以上四種燒成灰，以茶或酒服用。這樣，女性的性器會產生一種特殊的感覺，希望得到男性的擁抱。同時，也會產生快感。

快活圈（羊眼圈）的處方：把羊的眼皮連毛割下。浸泡在石灰中防止腐敗，放置數日後用水清洗，再置於米飯上蒸，如此即可變得柔軟。等乾燥之後，再度抹上石灰。反覆做四、五次後，羊眼圈不但具有彈性，而且相當強韌。性交時，用熱水把它泡軟，然後套在龜頭下方凹陷的地方，這樣因為羊眼的睫毛會插到陰道，所以，女的會得到無法忍受的快感。

目前，市面上有一種在塑膠圈上套著獸毛的代替品出售，它的作用與快活圈非常類似。

六、《洞玄子》

《洞玄子》的要旨

《洞玄子》作者真實姓名和生平年代不詳，一說洞玄子為唐代道家張鼎之號，其他來源無法考證。

對人類而言，最好的還是房慾。性交之道有坐臥舒卷的形狀、偃伏張開的姿勢，側背前後的方法、出入深淺的規則、男左轉女右回的方法、男上衝女下接的體位等。

其他還有進退牽引、上下隨迎、左右往還、出入疏密。語雖如此，仍然要臨機應變，不可以固守成規。

性交的姿勢（體位），大約有下列三十種。

⑴敘綢繆、⑵申繾綣、⑶曝鰓魚、⑷麒麟角、⑸蠶纏綿、⑹龍宛轉、⑺魚比

目、(8)燕同心、(9)翡翠交、(10)鴛鴦合、(11)空飜蝶、(12)背飛鳧、(13)偃蓋松、(14)臨壇竹、(15)鸞雙舞、(16)鳳將雛、(17)海鷗翔、(18)野馬躍、(19)驥騁足、(20)馬搖蹄、(21)白虎騰、(22)玄蟬附、(23)山羊對樹、(24)鵾雞臨場、(25)丹穴鳳遊、(26)玄溟鵬翥、(27)吟猿抱樹、(28)貓鼠同穴、(29)三春驢、(30)三秋狗。

性交形式則有九種。

(1)若猛之破陣、(2)若野馬之跳澗、(3)若逐波之群鷗、(4)若雅臼之雀喙、(5)若大石之投海、(6)若凍蛇之入穴、(7)若驚鼠之誘穴、(8)若蒼鷹之揄狡兔、(9)若大帆之狂風。

性交的氣勢有六種。

(1)若剖石而尋美玉、(2)若割蚌而取明珠、(3)若鐵杵之投藥臼、(4)若五鎚之鍛鐵石、(5)若農夫之墾秋壤、(6)若兩巖之相欽。

節制精液洩出的方法。自由生男生女的方法。

要射精時，男女在時間上的配合要注意。

還有女子懷孕時的胎教。

性交之際，如果男性的年齡是女性的倍數，則對女的有害，相反地，對男性有害。性交的損益，以及和方向日時的關係等。

大致上來說，禿雞散治療男性的五勞七傷與陽痿，鹿角散可以治癒陽鋒無法勃起與腰背的疼痛。

另一方面，對於治療女性性器的寬冷急小的處方，以及使男性陰莖變長的長陰方也有敘述。

《洞玄子》——房中術

【1】

洞玄子：天所製造的萬物中，人類是最高貴的。其中，人類最優秀的一點是性行為。依據天的法則，遵從地的現象、陰陽，亦即，男女的性規則。理解這種原理的人，因為可以發揮性的特質，所以能夠延長壽命，至於輕視這種真理的人，由於等於輕視了神，因此會短命。

關於這點，我們大約可以從自古流傳下來的玄女法得知，但是，這本書說的並不夠詳細。因此，作者便依據古書稍微加以增補。雖然本書的內容不及原書，但仍然頗具可看性。

其中，坐臥舒卷之形、偃伏開張的姿勢、側背前後的方法、出入深淺的規則，以及陰陽二儀之理，都和五行（木、火、土、金、水）之數對應。只要遵守此道即可保全壽命。假如違反，生命便有危險。由於這種事對人人都有益，所以要流傳萬世。

洞玄子：天是向左轉，地是向右轉的。當春夏過去，秋冬便會來臨。男歌女和，上為則下從。這些都是萬物不變的法則。例如，男性在動，女性沒有反應，或者女性在動，男性如果沒有配合，這樣不但會使男的受損，也會使女的受到傷害。這是違反陰陽，上下逆轉造成的。這種性交，對彼此都是不利的。無論如何，男的要向左轉動，女的要向右轉動，男的要向下搓，女的要向上迎合，這樣才是正常的。如果能這樣性交，一定天平、地和。

（註）男女、或者夫婦的關係會破壞，多半是因為性的不協調引起的，一般來說，性生活不圓滿的最大原因，是單方面採取性交的行動。例如，男性只是追

求自己慾望的滿足，根本不理會女性的感受，這樣女性當然得不到快感。結果，彼此的愛情便會冷卻，終於破滅。

大致上來說，初次性交時，男性要坐在女的左側，女性要坐在男的右側。男性把雙腳向前伸，把女性抱在懷裡。然後，摟著女性的腰部，愛撫她的身體，看著她嬌羞的表情，使二人一心同體。接著，一會兒擁抱，一會兒互相拉著，並且親吻。男性要含著女性下唇，女性要含著男性上唇；暫時互相吸吮，讓彼此的唾液混合，有時要輕咬舌頭，有時要輕咬嘴唇。

同時，要抱著對方的頭，撫摸耳朵，然後到處都輕輕的咬。這樣做，可以使一切都進行的很順利。此外，女性要用左手握住男性的陰莖，男性要用右手愛撫女性玉門（陰部）。當男性感覺到陰氣時，陰莖便會振動、勃起。同樣地，女性感覺到陽氣時，膣口會流出愛液，就好像山泉由深谷間湧出一樣。

這種陰陽對應如果生動，本人是沒有力量可以控制的。在這種情形下，便可進行性交。倘若男性沒有勃起，女的愛液沒有流出，一定是體內有病才會出現這種症狀。

洞玄子：初次性交時，女性要先坐下，再躺下。男性躺在女性右側，女性要仰臥並伸直雙腿。男性要伏在上面，膝蓋置於女性大腿間。把陰莖確實對著玉門的入口，接觸長得很茂盛的陰毛，並且在洞穴前要控制住。

其次，男性要吸吮女的舌頭。同時，往上看著玉面，朝下對著金溝（前陰唇交連）。此外，要愛撫女性的腹部與乳房，以及摩擦睿台（陰蒂）的旁邊。到了這個階段，男性已經幾乎無法忍受，女性也會到達忘我的境界。在這種情形下，男性要以龜頭做為武器，向下撞玉理（後陰唇交連），朝上築金溝。

接著，要刺激辟雍（外尿道口）的旁邊，但到了陰蒂後要休息（到這裡仍屬於前戲，也就是插入以前）。等到女的愛液充滿了丹穴（膣內），龜頭就要朝子宮進入，在最佳的時機達到射精。這樣便會和愛液同時流出，上面流入神田，下面注入幽谷。當陰莖做往來的運動時，女的口中喃呢「我快要死了」、「不要、不要」。此時，要用布把濕的地方擦乾，然後陰莖再深深插入丹穴，直到陽台（大前庭腺）。這就好像聳立的巨岩被深谷包圍起來一樣。以後，要施行九淺一深的方法。忽而橫衝直撞，忽而快，忽而慢，一下深，一下淺。再做二十一次深呼吸，等待精氣的出入，直到女性好像因為受不了快感而發呆，男性在激烈的突進，這個時候，要看著女性扭動的情形做緩急的配合。

用龜頭進攻女的穀實（陰蒂），左右摩擦，在達到絕頂之前稍微後退。當女的津液（愛液）流出時，把陰莖拔出，不過，不要以垂頭喪氣的模樣拔出，要以硬的狀態生還。因為垂頭喪氣的拔出，對男的是大損。這點應該了解。

（註）性交最重要是在陰莖插入前，要有充分的準備，並且要做前戲，如果匆匆忙忙的行事，或者急躁的進行，草草了事，那麼，男女雙方都得不到真正的快樂，如此一來，做愛便失去意義了。

【2】

洞玄子：關於性交的姿勢，大約不會超過三十法。通常是屈伸俯仰、出入深淺，可以說大同小異。我將這三十法都網羅起來，絲毫沒有漏掉。同時，我為這些姿勢都各自命名。希望各位能徹底了解這些妙技（(5)～(30)請參考插圖）。

(1)**敍綢繆**——（散逸）……男女親熱的擁抱在一起的情狀。

(2)**申繾綣**——（散逸）……彼此緊密握著手躺下的情狀。

蠶纏綿（三十法第五）

【註】 蠶纏住繭的意思。對向正常位。如果這是高腰型，便和九法第一的龍翻相同。

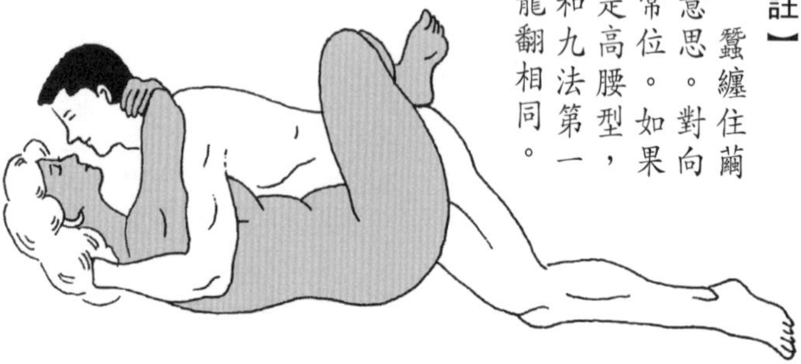

⑶**曝鰓魚**——（散逸）……形容女陰的興奮度，如魚將鰓暴露於空氣中而掙扎的情狀。

⑷**麒鱗角**——（散逸）……陰莖的興奮度，勃起的形狀。

這四種體位都是前戲的一連串行為。

⑸**蠶纏綿**——女性仰臥，雙手抱著男性的頸部，雙腿交叉在男性背後。男的同樣把手放在女性的頸部，然後，跪伏在女性的大腿間，把陰莖插入。

⑹**龍宛轉**——女性仰臥，雙腳彎曲並高舉。男性跪伏在女性大腿間，用左手往前推女性雙腳，讓雙腳碰到乳房。然後，用右手把陰莖插入玉門。

⑺**角比目**——男女面對面橫臥，女性將其中一腳置於男性身上，然後面對面親吻。男的將雙腳伸直用手抬著女性的大腿，把陰莖插入。

龍宛轉（三十法第六）

【註】　這是指龍在呼雲，在空中翻轉飛躍的意思。對向正常位，與屈曲型九法的龜騰相同。

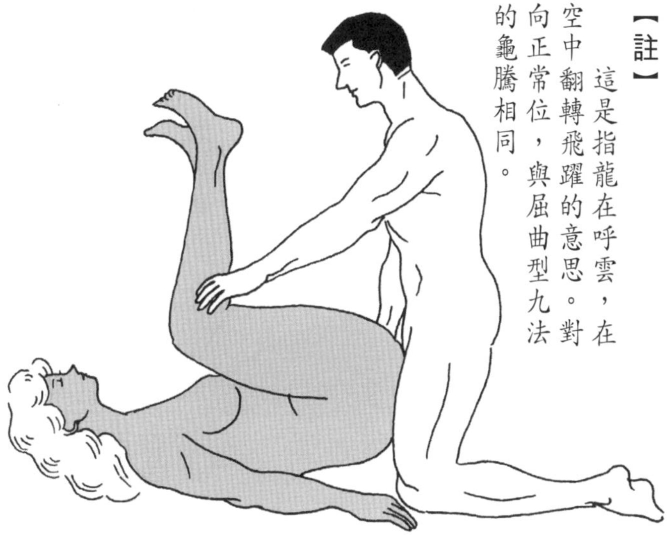

魚比目（三十法第七）

【註】　這是指兩條魚雙眼接觸的意思。前側位的男女同位。

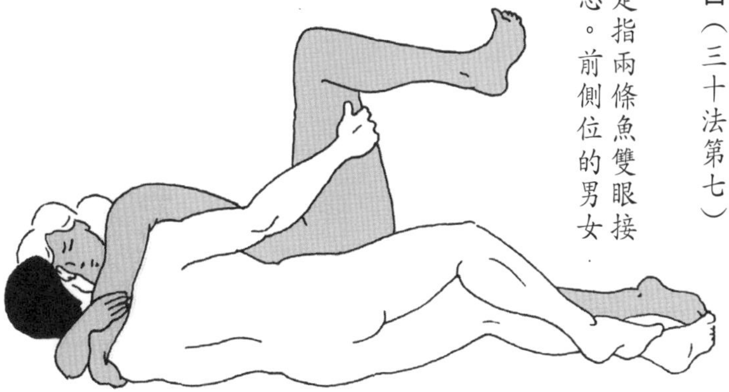

燕同心（三十法第八）

【註】這是指兩隻燕子同心在巢廝守的意思。對向正常位兼纏絡位。

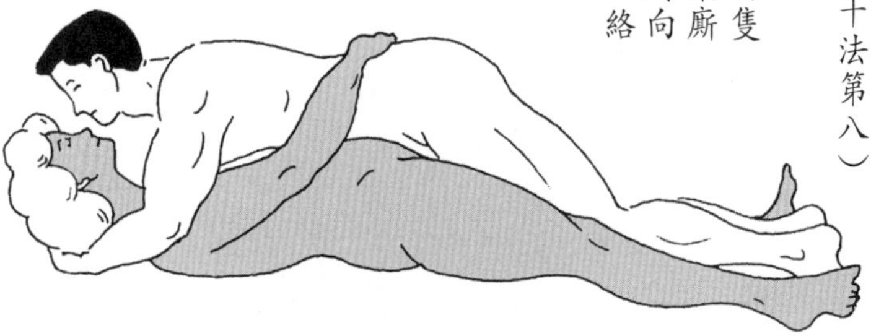

⑻**燕同心**——女性仰躺，雙腳伸直。男性伏在女性腹上，用雙手抱住女性的頸部。女性用雙手抱住男性的腰，把陰莖插入丹穴。

⑼**翡翠交**——女性仰臥，彎曲雙腿。男性在女性雙腿間把腳張開跪著，用雙手抱著女性的腰部，陰莖攻擊陰蒂一帶。

⑽**鴛鴦合**——女性側臥，男的在女的背後側臥，兩人的腳都要抬高。此時，女性其中一腳要放在男的腿上，男的單膝跪立，把陰莖插入。

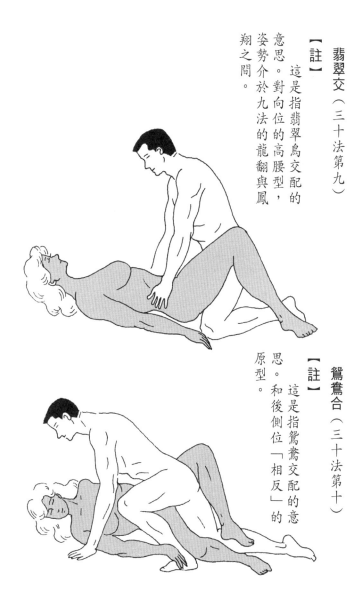

翡翠交（三十法第九）

【註】　這是指翡翠鳥交配的意思。對向位的高腰型，姿勢介於九法的龍翻與鳳翔之間。

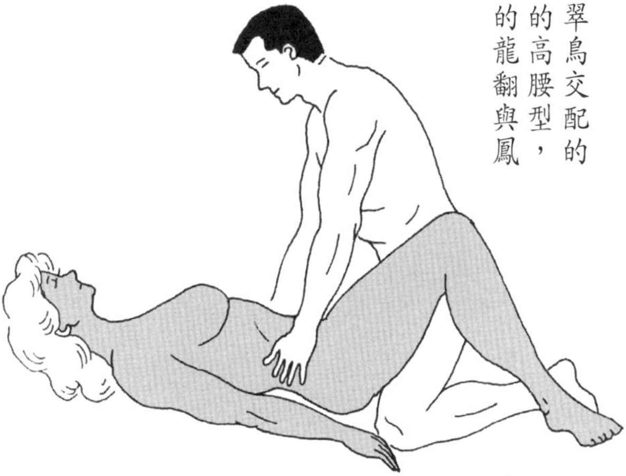

鴛鴦合（三十法第十）

【註】　這是指鴛鴦交配的意思。和後側位「相反」的原型。

空翻蝶（三十法第十一）

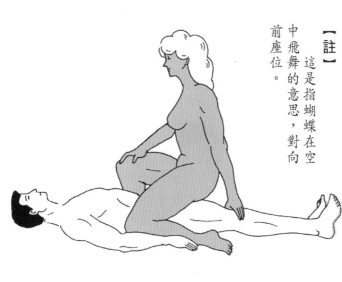

【註】這是指蝴蝶在空中飛舞的意思，對向前座位。

⑾**空翻蝶**——男性仰躺，雙腳伸直分開。女性面向男性坐在男性身上，一腳放下，一腳抬高，接受龜頭進入玉門之中。

⑿**背飛鳧**——男性仰躺，雙腳伸直分開。女性背對男性跨坐。女性的腳必須著床，同時，低下來握著陰莖，讓它進入丹穴中。

⒀**偃蓋松**——女性仰躺，雙腿交錯夾住男性的腰部。男性用雙手抱住女性的腰部，女性的則用手纏住男性頸部，然後插入陰莖。

⒁**臨壇竹**——男女面對面站立，互相擁抱親吻，讓龜頭深深插入丹穴，直到陽台（大前庭腺）。

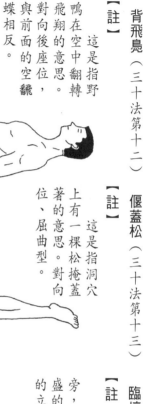

背飛鳧（三十法第十二）

【註】　這是指野鴨在空中翻轉飛翔的意思。對向後座位，與前面的空翻蝶相反。

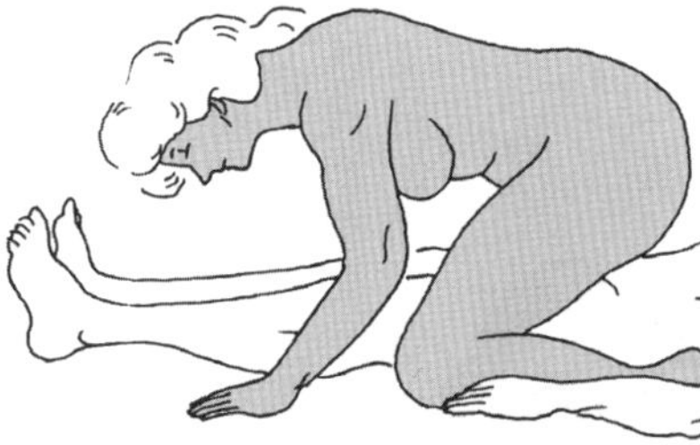

偃蓋松（三十法第十三）

【註】　這是指洞穴上有一棵松掩蓋著的意思。對向位、屈曲型。

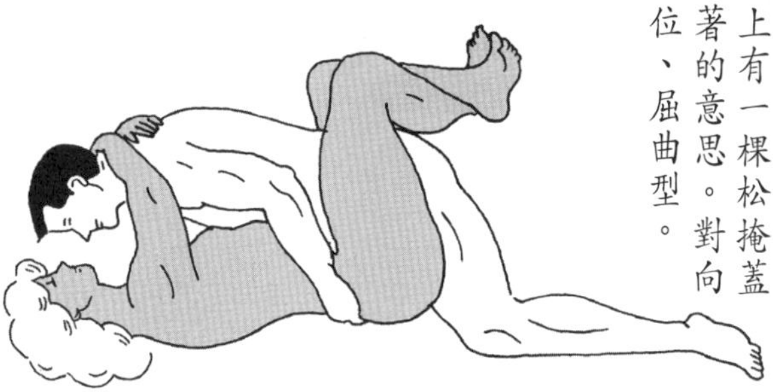

臨壇竹（三十法第十四）

【註】　這是指在石壇旁，竹子長得相當茂盛的意思。男女同位的立位。

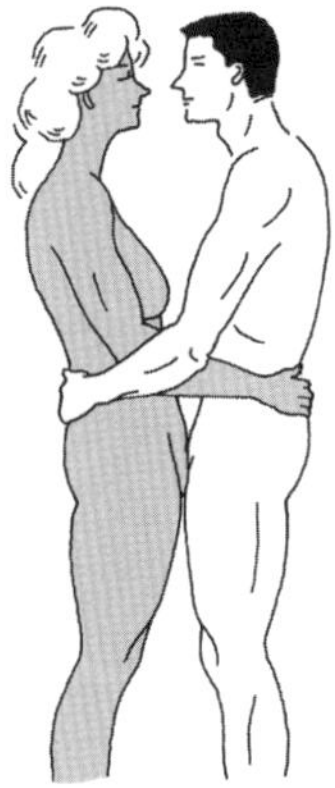

鸞雙舞（三十法第十五）

【註】

這是指瑞鳥——鸞雙雙飛舞之意。這在隋、唐時代的封建社會是可以被肯定的，但是現代社會來說，這是違反善良風俗的，因此，這圖省略。

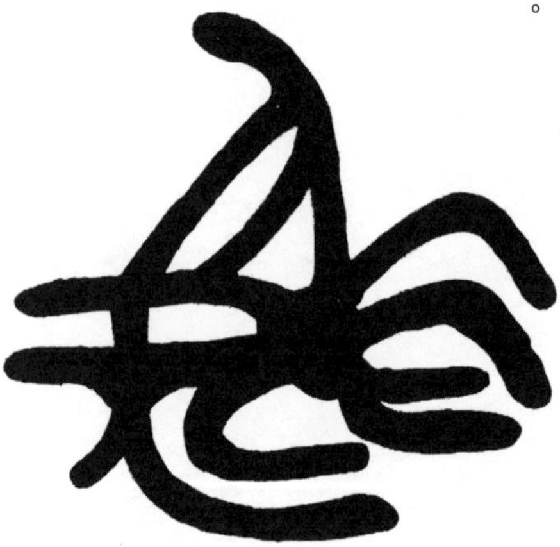

(15)**鸞雙舞**——男女其中一人仰躺，一人俯臥在對方身上。仰臥的人雙腿要抬高，俯臥的人要騎在上面。

雙方的性器相對，然後，由第三個男的，從後面或由上向下朝女性進攻。（三人進行）

(16)**鳳將雛**——胖女人可以把少年放在中間性交。

這種姿勢好像是，鳳凰抱著小鳳凰在乳哺的情狀。

(17)**海鷗翔**——女性仰躺在床上，男性站在床邊，抬著女性的腿把陰莖插入。

鳳將雛（三十法第十六）

【註】

鳳凰向來被認為是瑞鳥，其中，雌性稱為鳳，這是指凰孕育雛鳥的意思。本法與第十五相同，所以圖予以省略。

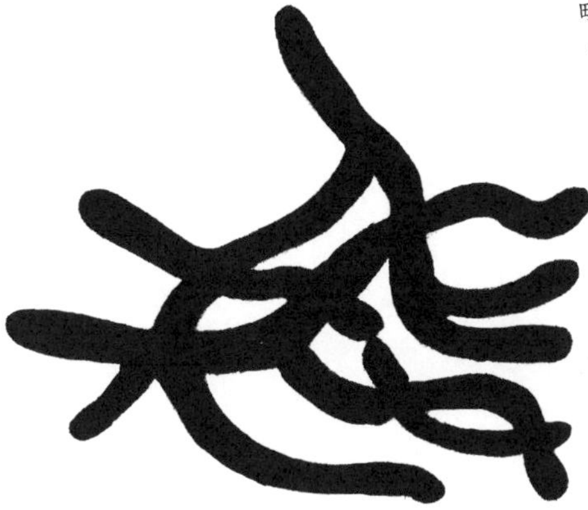

海鷗翔（三十法第十七）

【註】

這是指海鷗在海邊飛翔的意思。男的採取立位，女性屈曲位，同時需要一座台。

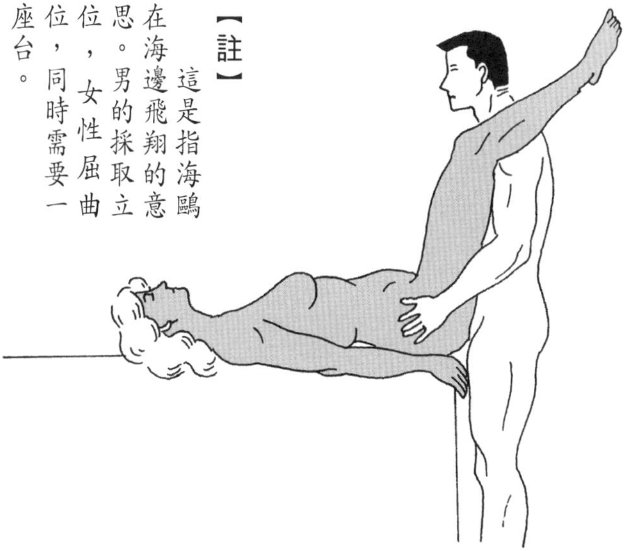

野馬躍（三十法第十八）

【註】這是指野馬躍動的意思。對向位屈曲型，與九法的龜騰相似。

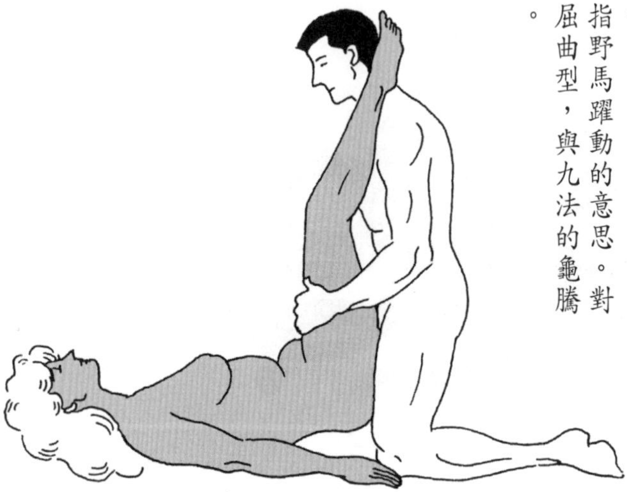

⒅**野馬躍**——女性仰躺，男性把女性的腿放在肩上，把陰莖深深的插入玉門中。

⒆**驥騁足**——女性仰躺，男性側臥，用左手抱住女性的頸部，用右手扶著她的腳，插入陰莖。

⒇**馬搖蹄**——女性仰躺，男性把女性一腳放在肩上，另一腳則由女性自己扶著。然後，把陰莖深深的插入丹穴中。這不是一個很有趣的體位嗎？

驥騁足（三十法第十九）

【註】　這是指能行千里的駿馬在疾走的意思。對向位屈曲型，野馬躍是同時把雙腳放在男性肩上，本法只是把單腳放在男性肩上。另外有其他的體位也採用本名稱。

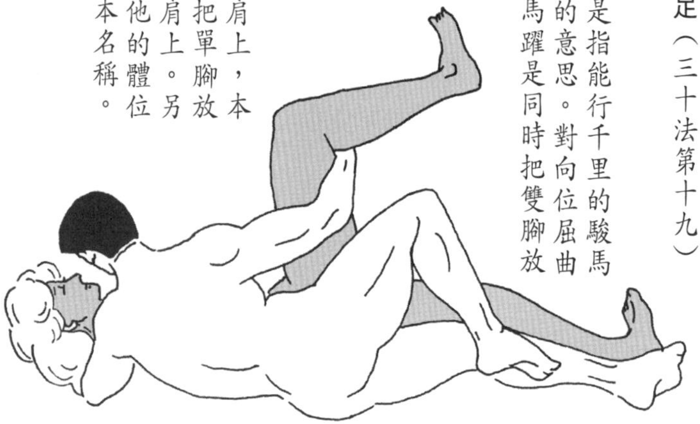

馬搖蹄（三十法第二十）

【註】　這是指馬搖動蹄子的意思。對向位、屈曲型。它的特徵是，腳的張開程度比前法寬。

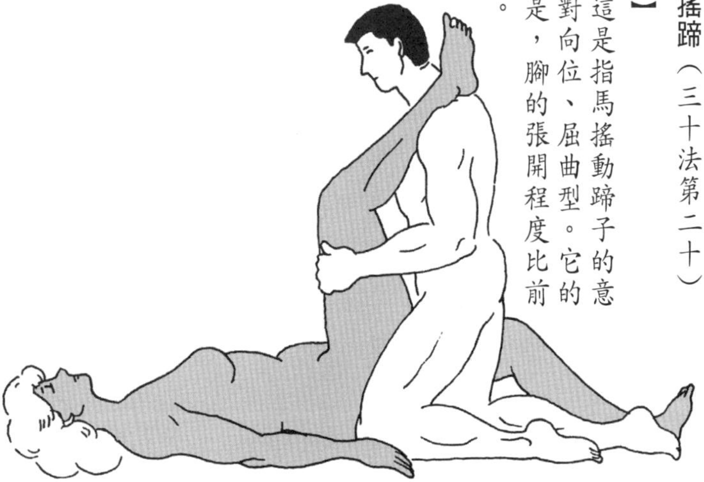

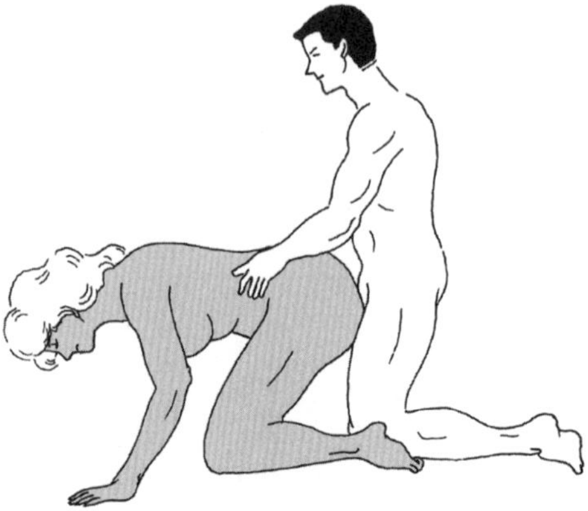

白虎騰（三十法第二十一）

【註】這是指白色猛虎躍騰的意思，背面膝蓋著地的體位。和九法虎步的低腰型相同。

(21)**白虎騰**——女性趴著，男性跪在女性的後面，用雙手抱住女性的腰，並將陰莖插入。

(22)**玄蟬附**——女性伏臥並伸直雙腿。男的曲膝跪在女的雙腿間，雙手抱住女性的頸部，由後面將陰莖插入。

(23)**山羊對樹**——男性盤腿而坐，女的背對男性坐在他的身上。同時，女性要低著頭看著陰莖的插入。男的用雙手抱住女的腰，讓運動加速的抽送。

(24)**鵾雞臨場**——男性跪在床上，少女坐在男性的懷裡，接受陰莖的插入。然後，由另一名女性，拉著前面少女的衣領或下襬，以增加快感。這實在是一種很有趣的變化。（三人進行）

玄蟬附（三十法第二十二）

【註】這是指紅黑色的蟬附著在樹幹的意思。背後位。和九法中的蟬附雙腳張開的型相同。

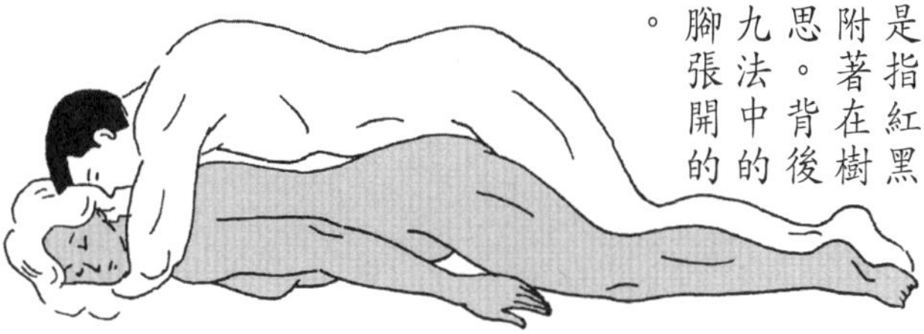

山羊對樹（三十法第二十三）

【註】這是指山羊用角對著樹站立的意思。背面位的後坐位。

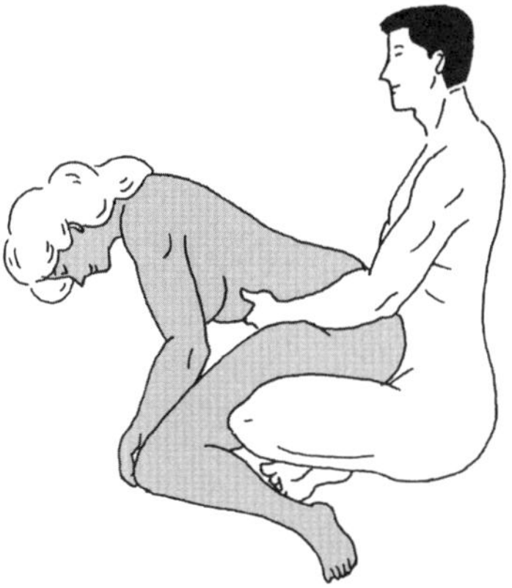

鵾雞臨場（三十法第二十四）

【註】這是指鬥雞鬥志高昂的面臨鬥雞場的意思。本法與第十五、第十六相同，因為道德的問題，所以把圖省略。

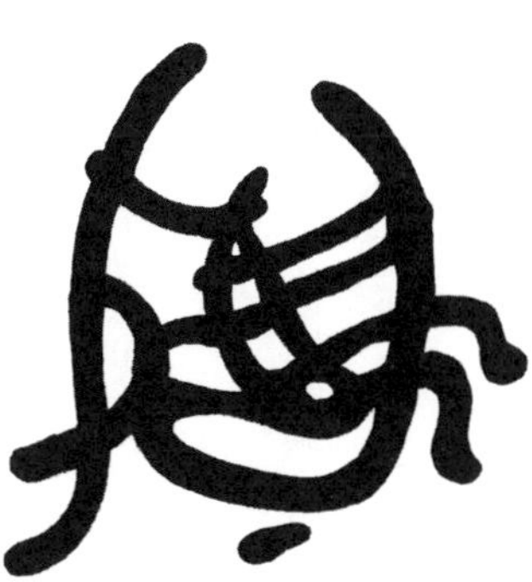

丹穴鳳遊（三十法第二十五）

【註】這是指瑞鳥中的鳳在含有二硫化汞的丹砂洞穴中飛舞遊玩的意思。對向位高腰型。

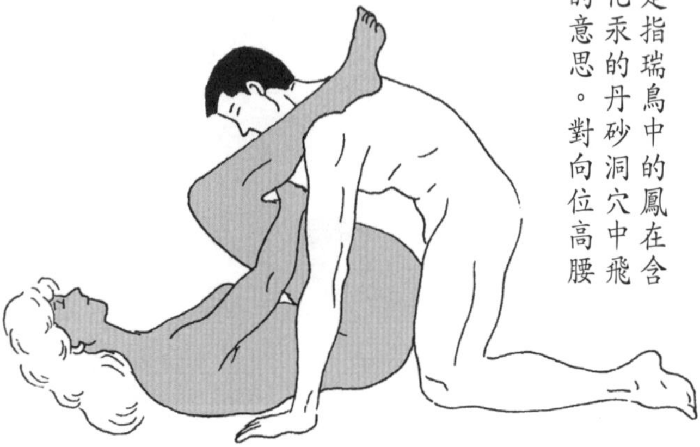

(25)**丹穴鳳遊**——女性仰躺，用手抱著自己的腿舉高。男性跪在女性面前，雙手放在床上支撐身體，把陰莖插入丹穴中。這種方法可以說非常棒。

(26)**玄溟鵬翥**——女性仰躺，男性用左右臂支撐著女性的雙腿，然後把手繞到下面抱住女性的腰，再把陰莖插入。

(27)**吟猿抱樹**——男性分開雙腿而坐，女性把腿張開坐在男性的懷裡。男性用一手抱著女性的臀部，一手放在床上，把陰莖插入。

玄溟鵬翥（三十法第二十六）

【註】　這是指大鵬展開翅膀在海水略帶黑色的大海上翱翔的意思。這是和前法類似的對向位高腰型，但是，男性是否用手支撐身體，會產生不同的形狀。

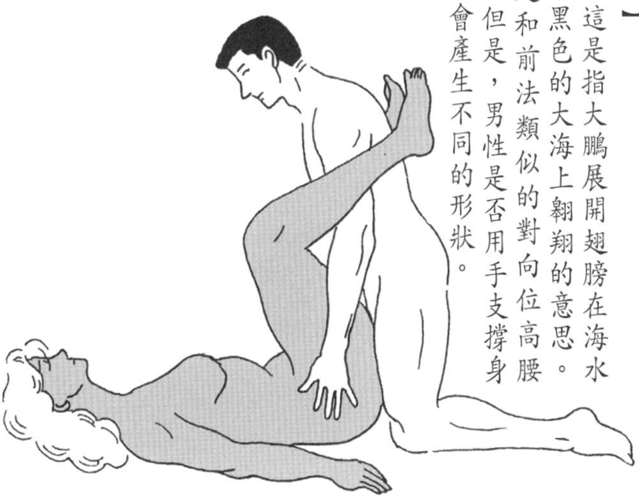

吟猿抱樹（三十法第二十七）

【註】　這是指猿猴一面啼叫一面抱著樹的意思。對向位的騎乘位。

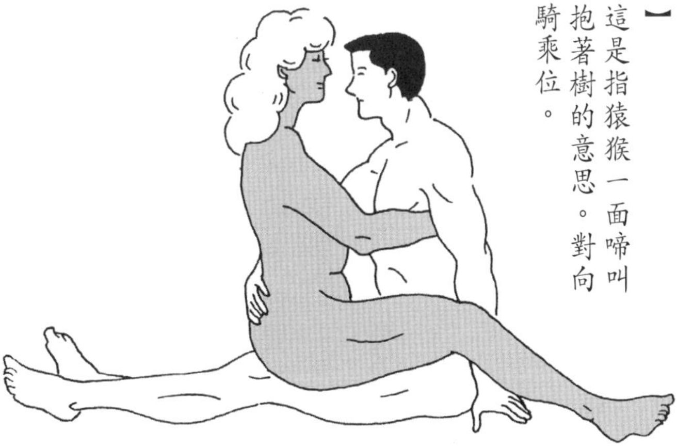

貓鼠同穴（三十法第二十八）

【註】　這是指貓與老鼠在同一個洞穴中的意思。由女上位的對向位伸張型，再轉變為背後位伸張型。

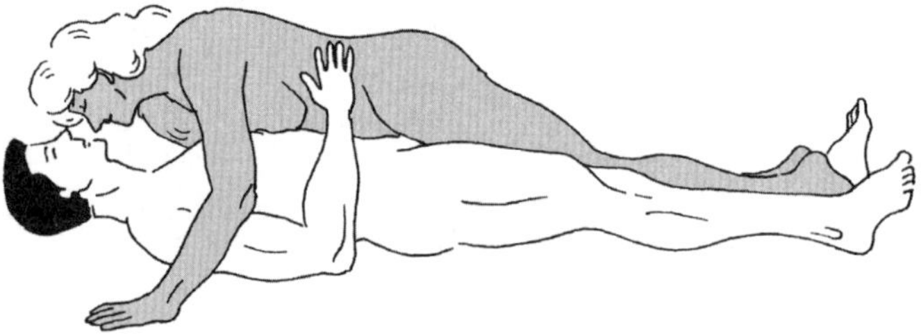

(28)**貓鼠同穴**——男性仰躺並分開雙腳伸直。女性伏俯在男性身上。男性由下面把陰莖深深插入。然後，男性要伏在俯伏的女性身上，由背後進攻玉門。

(29)**三春驢**——女性弓著身站立，取爬行姿勢，男性站在女性後面，用雙手抱著女性的腰，把陰莖插入玉門中。

(30)**三秋狗**——男女背對背，雙手放在床上，把臀部緊貼在一起，然後，男性儘量低頭，用手把陰莖插入對方的玉門。

【3】還有下列二十八種的體位

(1)女性仰躺，左腿抬高。男性側躺在女性左方，用手抱住女性的大腿，插入陰莖。

三春驢（三十法第二十九）

【註】　這是指驢在初春、仲春、晚春個別的狀態。背後位。

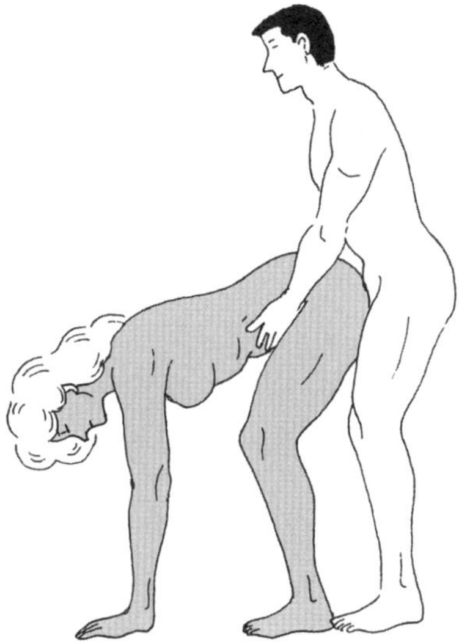

三秋狗（三十法第三十）

【註】　原本只是「秋狗」，並沒有三這個字，但為了與前法互相呼應，所以才用了三秋。在《札記》中有「三秋狗」的註解。這是指狗在秋天的狀態。背後位的男女同位，膝蓋略微彎曲。

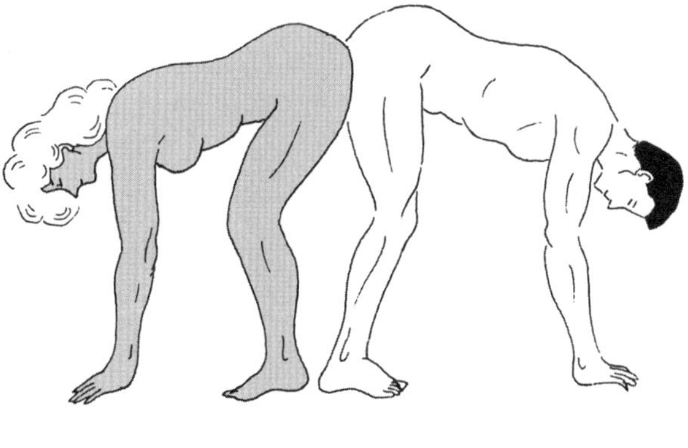

⑵女性仰躺，右腿抬高。男性側躺在女性右方，把自己的右腿放在女性左腿上。然後，用右手握著乳房，同時，用手臂支撐女性右腿，把陰莖插入。

⑶女性仰躺，雙腳舉高。男性在女性大腿前側躺，把龜頭對準玉門插入陰道。

⑷女性仰躺，雙膝彎曲。男性跪在女性大腿前，陰莖插入琴弦、麥齒間。

⑸女性仰躺，雙腿併攏。男性伏在女性身上，雙手握住女性乳房，用陰莖進攻玉門。

⑹女性仰躺在男的腹部上，雙腿張開，並且用手扶著腳儘量張開，男的由下面進攻玉門。

⑺女性上半身伏在床上，一腳放在床邊，另一腳站立。男性由女性背後把陰莖插入。

⑻女性騎在男性身上，單膝放在床上，另外一腳立起來。男性把陰莖滑入女性的玉門。

⑼女性側躺，雙腿彎曲著床，臀部離開床邊二、三寸。男性站立在床前，由女性背後進攻玉穴。

⑽女性上半身伏在台上，單腳放在台的邊緣，另一腳著地。男性站在女性背後，用雙手輕輕抓住女性肩膀，然後做愛。

⑾男女面對面站立。女性一腳抬高，並且抱住男性的腰部來支撐身體。男性用雙手抱住女性的臀部，讓陰莖進入陰道。

⑿男性仰躺，女性騎在男性性器上，雙腳伸直並儘量張開，張開陰道迎接陰莖進入。

⒀女性仰躺，雙腳交纏在男性的頸部。男性伏在女性大腿間，插入陰莖。

⒁女性仰躺，左手抱著左腳，右手抱著右腳，儘量抬高到肩膀的位置。男性伏在女性身上，把陰莖插入。或者是女性把臀部靠在床邊，男性站在前面向玉門進攻亦可。

⒂男性仰躺，女性坐在男性身上。讓陰莖進入陰戶後，雙手放在床上支撐自己的身體運動。

⒃男性仰躺，女性騎在男性身上，膝蓋著地。把陰莖放入玉門，朝四面八方扭動身體。

⑰女性仰躺在床上，背部墊一個枕頭，使腰部抬高，然後張開雙腿，男性站立在高處，陰莖插入玉門

⑱女性側躺，單腳自然伸直，另一腳抬高。男性要側躺在女性臀部之間，把陰莖插入陰道。

⑲女性側躺，腳的姿勢與前面相同。男性把腳橫過女性下方的腳，膝蓋著床，然後讓自己的大腿與女性的大腿斜斜的交錯，同時，用手扶著女性舉高的腳，這樣可簡單插入攻擊。

⑳男性站在地上，女性用雙手抱住男性頸部，雙腳纏著男性的腰部。男性用雙手抱住女性的臀部，把陰莖插入陰道中，在房間中走動。

㉑女性站在地上，雙腳併攏，身體彎曲，雙手去碰觸腳尖。男性由女性後面把陰莖插入。

㉒女性雙腳張開，採取半蹲的姿勢，身體往後仰，雙手著地。男性站在女性前面，把龜頭送入玉門。

㉓女性仰躺，臀部靠在床邊，大腿張開。男性用雙手愛撫乳峰，並且用舌頭

舔女性的陰戶（Vulva，指女性生殖器官的外露部分）。

(24)男女逆向躺下。一方仰躺，一方俯躺。女性把頭放在男性的大腿間，吸吮陰莖，就像赤子吸奶一樣。另一方面，男性把舌頭伸入陰道口，像錐子鑽動般的舔著陰唇。

(25)女性坐在椅子上或跪在床邊附近，同時，手必須抓住某件東西。上半身俯下，把臀部抬高，張開雙腳。男性站在女性後面，把陰莖插入玉門。此時，女性的腰要以圓形扭動。有時慢，有時快，有時深，有時淺。另一方面，男性要依據女性的腰部動作來操作陰莖。不用藥。

(26)女性站在地上，背部靠著某件東西。仰躺也可以。然後，用雙手抱著左腳，把它放在男性右肩上。腳尖要朝著頭部的方向。男性面向女性，把龜頭插入玉穴。

(27)女性上半身向前傾斜，雙腳儘量張開。頭大約碰到床，雙手左右分開，抓著左右的腳，讓臀部抬高。此時，男性把陰莖插入。

(28)女性仰躺，用左手抓著左腳，右手抓著右腳，夾在腋下向肩膀的後面伸。

雙腿在頭後交叉，使陰道高高的突出。男的俯在女性的前面，把陰莖插入，進行子宮探險。

（註）以上所說的性交方法，總共有五十八種。這些多半是女性仰躺的正常體位。

有人說，後背位既不能看見對方的臉又不能親吻，同時不能愛撫乳峰，所以無法引起充分的性衝動。然而也有人說，雖然是後背位，但可以把手繞到女性的胸前愛撫乳峰，同時，可以看見女性美麗的頭髮，白白嫩嫩的手，豐滿的臀部，以及玲瓏的曲線，這也可以得到另外一種不同的情趣。

女性仰躺，男性俯躺在上的體位，女性要用雙手抱著男性，並且用雙腳夾住男性的腿，把腳跟放在男性大腿間，男性則用手與膝蓋來支撐身體。

此時，男性不可以把自己的體重加在女性身上，以免妨礙活動。總之，要讓女性的雙腿能自由搖動。如果能上頂下接，前揩後刮、左摩右擦，並且朝四面旋轉，這樣必可達到妙境。倘若上面的人把體重加在下面的人身上，這樣便會因為雙方的活動範圍變狹，使彼此的快感減少。

雖然已經說了很多的性交方法，但是，男女的性器有千差萬別。而且，男性性器有大小長短差異，女性性器有大小深淺、寬緊、肥瘦、高低的不同。因此，兩人的性器無法配合，前面所說的方法，有時根本派不上用場。現在再舉兩個例子來補充說明這種缺點。

如果女性陰道淺，男性陰莖大時，不妨利用側交法，使雙方的性器能夠配合。性交時，男性在女性左側，右方朝下，然後，稍微有點仰躺的躺下。

與側躺的女性相對，右腿分開，左膝立起。女性把腰部靠在男性右腿，自己的左腿放在男性股間，右腿放在男性的左腿上。這種情形，好像是女性把男性臀部當作馬鞍使用，以玉門來接受陰莖，如此一來，根本不需要多餘的力量，女性只要抱著男性腰部，使上半身運動即可，然後，再設法找出兩人性器能互相配合的理想姿勢。這樣必定可以很快達到性高潮。

只要能讓女性身體自由活動，陰莖隨時調節性交的方法，那麼，陰莖雖長也不必引以為苦了。

倘若男女都很胖，面對面性交會受到腹部的阻礙，使得彼此的性器不容易結合。一般來說，女性是無法忍受胖男人壓迫身體的。因此，最好的解決辦法是，由背後向女性進攻。亦即，讓女性趴在地上，把臀部抬高。

男性跪在女性的後面，抱住女性的腰部，慢慢操縱陰莖，深深插入女陰。

男女都很胖的另一種方法，是女的仰躺，在腰下墊一個枕頭，張開雙腿。男性由前面把陰莖送入玉門中，深深進入。如果要降低女性玉門，可以採用後背法。亦即，女性上半身向前趴，與上半身保持直角的角度，雙腿張開。男性站在女性背後，陰莖插入，讓兩人的性器能自然的摩擦，然後把陰莖全部插入。

女性在妊娠中時，要避免男性體重的壓迫，所以，此時宜採取強坐（盤腿）的體位來性交。也就是說，男性盤腿而坐，女性面向男性跨坐在男性大腿上。然後，把陰莖送入玉門中，但是，這種方法無法做到深深的插入。

男性的體格魁梧，女性嬌小時，應該避免正面的性交。這是要避免男性的體重壓迫，以及腹部的妨礙。在這種情況下，要採取男在下，女在上的性交法。女性妊娠中時，採用這種體位也非常方便。然而，這種女性上位的方法，很容易使射出的精液流出，導致受胎的機會減少。

女性妊娠中時，由於體重增加，子宮的位置改變，所以，正常位會給予不快感，甚至於會產生意想不到的危險。此時最好採用坐位性交方式。這個時期，女性的子宮是呈現相反的狀態。

女性的陰道低時，要採取後背位的進攻方法。女性的上半身向前伏下來，和下肢保持直角的角度，張開雙腿。男性站在女性的後面，用雙手抱住乳房，讓陰莖進入玉門。這種深深的插入，可以享受到美好的快感。

男女性交時，女性往往比較慢達到高潮。因此，嚐試兩種以上的性交法，可以使女性提早達到高潮。但如果停下來，非常掃興。倘若勉強去做，往往會產生粗魯的行為，使兩人都得不到真正的滿足。

如何才能夠不違反男女求愛的規律呢？請看下面的敘述——

男女性交時，女方多半比較慢達到高潮，如果陰道的淫水（愛液）分泌少，陰莖也沒有濡濕，插入就會比較困難，此時，男性要仰躺，把女性抱在懷裡，拉近她的上半身，並使她張開雙腿。

女性似乎是跨著男性的右腰，讓自己的右膝立起來。如此一來，女性的陰道口會呈現大大張開的形狀。男性陰莖放在陰道口的邊緣，轉動的摩擦，以便挑起女性強烈的慾望。

不久之後，陰道口會隆起，陰道會充血，陰唇會擴大，陰蒂會勃起，淫水會自然流出，使性器各部分產生濕潤。此時，男性陰莖開始插入女性的陰道。緩慢往陰唇、陰蒂、陰道送。

在龜頭能自由進出的狀態，緩慢的前進，讓淫水浸濕陰莖的一半，再全部的放入。這個階段，男性要騎在女性身上，做各種的動作。

向前推往後退，總之，陰莖要儘量摩擦整個外陰部。這樣，女性的神經纖維會因為龜頭的刺激而產生緊張，進而扭動身體，產生無法忍受的快感。雙腿張開時陰道口會擴大，吞入男性的陰莖，並且不停地動，會有一種銷魂的感覺。

和男性相比，女性的濡濕經常比較慢，所以男性要把龜頭放在小陰唇與陰蒂之間。等待女性的快感度提高後，再把陰莖插入玉門。

使用陰莖的根部來摩擦陰蒂與陰唇，使緊張壓迫能喚醒敏銳的感覺，以便增加快感，女性要扭動腰部，進行旋轉運動來提高快感，增加濕潤的速度。

【4】陰莖九狀

洞玄子：陰莖左撞右撞，像猛將一樣的衝破敵陣是第一狀。向上撞往下撞，像野馬跳過河川是第二狀。一下子進，一下子出，像靜波中有一群野鴨的是第三狀。深築淺排或用嘴尖去啄黑臼的麻雀一樣是第四狀。深衝淺刺，好像大石投入大海的是第五狀。緩慢的推進，好像冬眠的蛇要入洞的是第六狀。速放急刺，好像驚鼠要通過洞穴的是第七狀。龜頭向下，好像老鷹乘隙要飛下來抓兔子的是第八狀。持上倒下，好像大帆遭遇狂風的是第九狀。

【5】陰莖六勢

洞玄子：性交時，陰莖向下按，在女性的玉門進行鋸珠母，採取珍珠的是第一勢。陰莖由下提起，向上撞金溝，好像要剖開石頭取出寶石的是第二勢。用龜頭去衝陰蒂，好像把鐵杵投在藥臼似的，這是第三勢。陰莖出入來進攻左右的陰唇，好像用五鎚來打鐵一樣，這是第四勢。使龜頭往來摩擦深山幽谷間，好像秋天種土的農夫動作，這是第五勢。

玄圓、天庭互相摩擦，好像崩落的岩石互撞發出聲音，這是第六勢。

【6】射精中止法

洞玄子：即將射精時，要看女方的快感情形，配合她來射精。換言之，男性要把陰莖在途中拔出，放在琴弦、麥齒（陰道深一寸～二寸）之間的位置，這個深度正好像嬰兒在吸奶的感覺。此時，眼睛要閉起來，心中要沒有雜念，把舌頭頂在下齶，背部向後仰，鼻孔要張大，肩膀要收縮。

這樣閉口呼吸的話，精自然會上升。即使稍微有點漏出來，也能抑制十之二、三。

【7】男女求子法

洞玄子：如果想要生孩子，可以等女性的月經結束後性交。在月經結束後的一～三天受胎的孩子是男的，四～五天後則是女的。超過五天後，只是浪費精力而已，根本毫無益處。此外，射精時要配合女方的快感程度來射精。注意，不可以全部射出。首先，要讓女性正面仰躺，心無旁騖的閉著眼睛，接受精氣。

老子說：「夜半得子是上壽，夜半前得子是中壽，夜半後得子是下壽。」

女性懷孕後，更應該隨時做善事，不要去看壞事，也不要去聽不好的話。同時要抑制淫慾，不可以呪詛他人，不能罵人，要避免驚恐，避免疲勞，不可妄語，不要憂鬱煩悶，不要吃生冷醋滑熱食，不要坐車、坐馬，不要攀登高處。不要去看深處，不可以下坡，不可走得太快，不可以吃藥，要避免針灸。如果能遵守以上所說的，那麼，一定可以生下智慧很高的孩子。這也就是所謂的胎教。

【8】年齡

洞玄子：如果男性年齡是女的倍數，女性身體會受損，倘若女性年齡是男的倍數，男性身體會受損。

七、現代的房中術（性愛技巧）

在人類眾多的慾望中，食與性是最強烈的慾望。食是維持生命絕對必要的慾望，性是種族保存不可或缺的慾望。但是，人類想要滿足食慾，並不只是為了維持生命的目的，因為吃的本身也是一種樂趣。

事實上，無論是何種慾望，都是求快樂的心。所以，只有慾望得到滿足才會感覺快樂。換句話說，不管是食慾或性慾，它的根本是屬於一種想得到快樂的慾望。一般而言，得到食以後，便會設法追求性的慾望。

性的慾望與食是相同的，它並不只是為了保存種族的目的而已，同時，它也是一種想得到快樂的慾望。這種性慾的滿足感所伴隨的快美感，是食慾或其他慾望無法相比的。

例如，雄蜂一生中只性交一次。雌螳螂在性交後，便將雄的吃掉。對於這種事情，我們人類也不能譏笑牠們，因為在我們的社會中，也經常發生一些爭風吃醋的情形，或者是為情而自殺的事。但是，我們不能因此而贊成禁慾的想法。

因為有天地陰陽的二氣交接，才有四季、晝夜的移轉、變化，萬物的生成發展。這就是道（宇宙原理）。人類便是遵守這種道來營運生命，使子孫繁榮，讓人類社會得到發展。倘若違反這種自然的原理，停止陰陽（男女）的交媾，人類氣的循環即會杜絕，而且生命的能源會枯竭，如此一來，自然無法長生。

由此可知，性慾的滿足，才能得到生命真正的喜悅。而且才能享受真正的人生，使生命得到發展。

長壽雖然是一件好事，但是活的久卻得不到快樂，那麼，即使活的再久也沒有意思。本來，活著與樂趣是兩個不同的世界，然而，如果能快樂的活著，兩者便能合為一體。

宇宙的森羅萬象，可以說是道的顯現。有生命的姑且不談，即使是被稱為無生物的物質，也都遵守著道的原理。時時刻刻變化流轉，然後在這種變化中向上發展。由這種意味來說，道的本身即是自然的大生命。這種自然大生命的道，是把每個生命都總括起來的，因此說人類的愛是永遠的生命。

由於發現生命的本質是道，所以，萬物才能生長、發育、向上發展。當我們的肉體受傷時，自然治癒力會立刻發揮作用，修復完全的本來形態。因此，我們在健康時會感到喜悅，在有缺陷時會感到痛苦。這就是生命本身的喜悅與痛苦。

假如想快快樂樂的活著，就要遵守道，亦即要去發現生命。所以，快樂可以說是一種慾望的滿足，而慾望也是一種生命活動。

自古以來，中國便有陰陽的思想。古代中華民族，把陰陽的哲理運用在人類的生活中，而且儒教還以此做為基礎，作易經，以便預知吉凶禍福，同時訂定男女性交的法則。

天地陰陽的交合調和才能生成萬物，同樣地，經由男女的性交才能生出孩子，使子孫繁榮。通常，當男女兩個生命交媾時，會伴隨著一種至悅至樂的快美感，這就是我們想要認識的自然生命的喜悅（請參考第二章）。

然而，隨著時代的變遷，已經有很多人不把男女的交媾當作一種愉悅，反而把它當作是一種追求感覺的快樂，也就是說，性交已經呈現遊戲化，而且被視為淫猥。在這種情況下，原本是生命喜悅的男女性交，反而伴隨著痛苦，同時，不僅傷害了個人生命，也成為社會的毒害。

天地的存在，重複了無限的生成化育，它之所以不會終結，便是因為遵守正確的性交之道。人類會因為男女的性交，減少精力，甚至於提早死亡，這都是因為不了解正確的性交法。倘若能夠知道自然調和的陰陽和合之道，即可保持年輕，而且得到永遠的生命也並非不可能。

大家可以把以上的想法應用在各種場合，做為得到真正生命的喜悅與生活樂趣的一種手段來研究性交法，這就是「房中術」的技法。

但是，在男尊女卑風氣很強的古代「房中術」提到的，似乎都傾向於男性享樂與長生的特殊技法。所以，「房中術」多半被誤以為是男性利己的精力增強法，或者是以感覺快感做為對象的閨房遊戲的邪道。因此，經常使有識者顰蹙。

男女交媾，是人生最大的快樂。但是，如果性交伴隨著痛苦或弊害，即談不上真正的快樂。倘若男女的性交是依據天地陰陽的法則來採取性交的姿勢，那麼，當然能享受到生命的喜悅，然而，一旦這些變成生病或爭執的原因，即表示性行為的方法錯誤。

假如說正確的男女性交可以享受到生命的喜悅，則正確的性交可以當作一種助長長命的手段。為什麼呢？因為活著既然是一種快樂，這必然是發現了生命的完全，同時了解了愛的永遠性。

「房中術」真正的目的，為了取得天地陰陽的調和交合、生命的喜悅、活著的樂趣而研究的。因此，我國自古流傳下來的「房中術」非常值得一讀。

正確的愛的性交，是具有最高的愛情下產生的。也就是說，唯有男女雙方彼此相愛，才能夠得到真正的喜悅，亦即「人生中如果沒有得到愛的本質，即使再怎麼富貴都沒有意思。只要能和真心相愛的人在一起，就算遭遇再大的苦難也能忍耐。」

男性與女性的愛情要成為一體，熱情、關懷與體貼是三個必要條件。「房中術」便是在這種前提下成立的，所以才能符合今天的意思。

特別是具有熱情、關懷、體貼的愛情，不但可以促進女性荷爾蒙的分泌，也能充分調整體內的受胎環境。在這種充分的條件下，數小時後的卵子與精子的結合才能完全進行，而且能夠防止未熟兒或精神薄弱兒的發生。

倘若男性有愛情的行為能夠傳達到女性的心，那麼，男性在精神上與肉體上一定能得到很大的報酬，也唯有這種愛的本質才能夠使子孫繁榮。

第四章

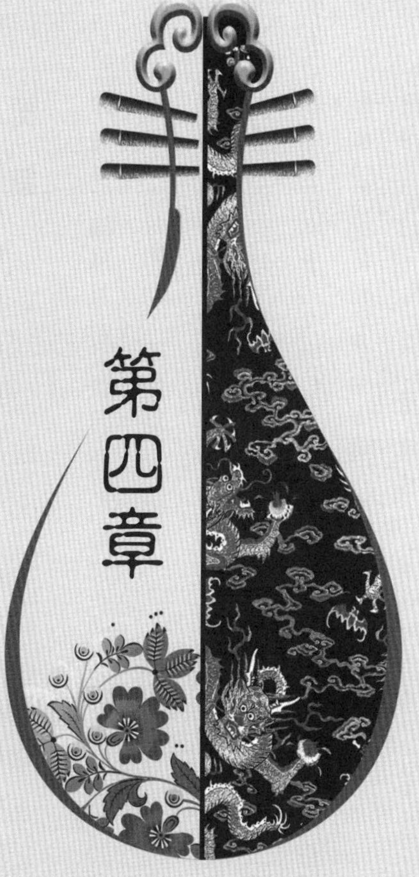

【青春永駐的強精強壯藥】

一、單味的動物藥與植物藥

①鹿茸

鹿茸可指中藥單方中雄鹿尚未骨化帶茸毛的幼角。已骨化的角稱為鹿角，它的作用雖然與鹿茸相同，但是效力較差。

人類與鹿的關係可以說非常悠久。據說，大約在四十萬年前，中國猿人就吃鹿肉，並且利用鹿皮來做衣服。至於用鹿來製藥，大約是距今二千年以前的事。鹿向來都是一夫多妻的，由此可知，牠的精力是無與倫比的。正因為這種緣故，所以，鹿茸自古以來都被當作強精的重要藥物使用。

唐代的醫書《千金方》也曾指出，鹿茸的增強精力的作用，可以說無出其右的。現在的學者也認為，鹿茸與腹蛇是提高勃起力最具速效的強力藥物。

關於鹿茸最有名的事是在漢武帝時發生的。漢武帝可以說是極力追求長生不

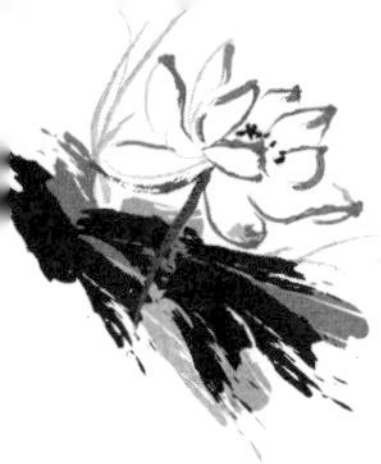

老、回春藥的皇帝之一。他非常驚訝鹿茸的強精作用，所以，他為了一晚能和幾個女性一起享樂，便大量的服用鹿茸。據說，張學良曾經在他的北陵大邸宅飼養了大量的鹿，或許他也是珍重鹿茸的強精作用。

此外，俄羅斯國立分泌研究所的帕布連柯教授指出，鹿茸的作用能夠恢復心臟機能，促進胃機能，促進消化系統的機能，恢復肌肉的疲勞等。

服用方法是，把鹿茸磨成粉末，一天服用兩次，每次服用〇・三～一公克。也可以泡在酒中，每天服用少量。

②海狗腎

所謂的海狗腎是指，乾燥的海狗陰莖與睪丸。古稱「膃肭臍」，自古我國便有一種想法，亦即用相同的臟器來治療有疾病的臟器，所以，一般人認為，想治療陽痿使用動物的陰莖是最好的。

一隻雄的海狗，多半有數十隻或數百隻的雌海狗。所以，看到這種情形的古人便認為，海狗是一種精力絕倫而不知疲倦的動物。基於這種原因，以前的人都認為，海狗的陰莖與睪丸對治療陽痿有效。但是，海狗腎在文獻上的記載，只是一種海豹的陰莖與睪丸而已。

海狗的陰莖與鹿茸相同，都是數一數二的強壯強精劑。我國把海狗當作藥物使用是從唐朝開始的。最初是以蒙古高原的阿爾泰地方為中心的遊牧民族——突厥族由沿海方面傳來的。

③蛤　蚧

蛤蚧學名為大壁虎（Gekko gecko），是熱帶的一種爬行動物。一般來說，蛤是雄的，蚧是雌的。但是，中藥店多半是成對出售的。

蛤蚧是一種很有精力的動物。牠的交配期可以長達數日，而且即使在交配中掉落地面，彼此也都不會分離。看到這種情形，便可知道牠對增強精力有效。

自古以來，蛤蚧即被當作強精的重要藥物，尤其對於無法勃起的人，這種蛤蚧頗是神效。依據最近的動物實驗，證實蛤蚧有男性荷爾蒙作用。例如，每天為老鼠注射蛤蚧精華，即會對老鼠引起催淫作用，進而延長交配時間。倘若為雌老鼠注射，會增加卵巢或子宮的重量。

此外，蛤蚧也能做為鎮咳藥，同時，牠還經常被用來治療氣喘或慢性咳嗽。

服用方法是，一天量十公克加五百CC的水煎至半量，然後分三次服用。也可以把十對的蛤蚧泡在一・八公升的米酒中，再添加適量的砂糖。一次五CC，一天服用三次。

④海　馬

海馬屬於魚類，身長五～三十公分，牠的頭部看起來像馬，身體像蝦子，全身都有竹節紋。自古以來，海馬即是一種相當受重視的強壯強精藥。牠不但效果良好，而且是屬於速效性的。因為海馬的興奮作用很強，所以，牠能使性慾異常旺盛。很多人都利用這點，做為老人的回春或衰弱者的陽痿治療用。

把海馬的強精強壯作用使用在動物實驗，結果發現，這個作用比蛤蚧更強。因為觀察顯示，牠不但延長了老鼠的交配期，也使子宮、卵巢的重量增加。

海馬對於難產或腹痛也有很好的效果。據說，廣東省的漁民經常都攜帶海馬，一旦產生難以忍受的腹痛時便服用，此外，海馬也可以作為創傷出血的外用。

⑤虎 骨

所謂的虎骨為貓科動物虎的骨骼，多半是指脛骨。虎骨表面呈現黃白色或灰白色的是上品。一般來說，虎骨最好是取自冬天到初春捕獲的老虎。受到毒殺的虎骨會變黑，所以不能做為藥用。病死的因為品質差，多半也都不採用。換句話說，生龍活虎般的老虎骨是最好的。

通常，老虎被認為是最強的動物。因此，大家才希望借助虎骨使自己變得像老虎那樣強壯。虎骨不但可以強健筋骨，而且可以增加氣力，使身體變得強壯，同時可以使男性恢復本來的雄風。

另一方面，虎骨具有很強的鎮痛作用，因此，它對治療風濕、神經痛、痛風等非常有效。

⑥魚　鰾

所謂的鰾，即諸魚之白脬，其中空如泡，故曰鰾。魚鰾別名魚膠、魚肚是指，鰣魚的浮袋。自古以來，它即被認為是強壯強精的高級食品而受到重視。因此，才以魚鰾作為藥名使用。

《本草新編》說：「魚鰾膠稠，入腎補精，恐性膩滯，加入人參，以氣行於其中，則精更益生，而無膠結之弊也。」

魚鰾的作用是，滋補腎臟或生殖器，有助於精力，使陰莖恢復勃起力，避免早洩。此外，魚鰾具有止血、抗癌作用，而且它可以作為各種出血、胃癌、食道癌的治療使用。

大致上來說，魚鰾是做為高湯使用。你只要在食物中添加適量的魚鰾，不但可以增加美味，還能夠得到充分的強壯強精效果。倘若能把五公克魚鰾、三公克沙苑子、五公克菟絲子加在一起，再以五百CC的水煎至半量，一天分三次服用，則效果更佳。

⑦九香蟲

九香蟲是兜椿科昆蟲九香蟲的乾燥全蟲。又名打屁蟲或屁巴蟲，這是因為牠被踩扁後會發出像屁一樣的臭味所致。

九香蟲的作用是，胃部消化不良或腎臟機能降低時使用的。

同時，因為牠具有強壯作用，所以，生殖器等機能降低時也可以使用。然而，九香蟲與其當作單品使用，不如與其他的藥物併用。例如，可以製成烏龍丸（九香蟲、車前子、陳皮、白朮、杜仲）等使用。這種藥丸可以在生殖機能比較遲鈍時使用。

服用方法是，以火烘烤九香蟲，然後磨成粉末，一天服用三次，每次一公克。或是以一天量十公克加五百CC的水煎至半量，分三次服用。

⑧枸　杞

枸杞的果實、葉、枝、根都具有強壯、強精效果，所以自古以來，枸杞即被當作增強精力、回春、不老的靈藥。據說，曾經有過這麼一則故事——

以前，潤州（現在的江蘇省鎮江）有座開元寺，寺內有一口很大的水井，井的周圍長了非常茂盛的枸杞。因此，大家就把這口井命名為「枸杞井」。夏天時，枸杞會開滿紫色的花，到了冬天，井邊便結滿了許多紅色的果實。當果實完全成熟後，便一一落到井裡，消失在水中。經過數年後，井水竟然相當甘甜。

附近的農民喝了這口井的水之後，不但身體變得比以前輕盈，而且走路或動作也都很敏捷，同時，因為身體健康也都變得長壽。關於這種長壽的秘訣，大家都說是喝了枸杞井的水。

現在，枸杞也是相當受喜愛的強精、強壯藥。特別是枸杞的果實（枸杞子）泡酒製成的枸杞酒最有名。枸杞酒不但可以消除疲勞，而且每天少量飲用，臉色會變得比較紅潤，瘦的人會變胖，同時，精力會旺盛，枸杞酒是把五百公克的枸杞子加入一・五公升的燒酒中，再添加適量的砂糖製成的。

如果想煎著服用時，可以把一天量十公克加五百ＣＣ的水煎至半量，分三次服用。

⑨黃　精

黃精是百合科的黃精根。

黃精是滋養強壯藥，意味著收集天、地之精的仙藥。由於這是一種沒有副作用的滋養強壯劑，因此，在二千多年以前就被廣泛的使用。據說，經常吃黃精的人，即使活到百歲，也會像三十歲般的年輕。

喝酒後或激烈的做愛後，會有原因不明的疲勞或脫力感時，服用黃精可以得到很好的效果。此外，對於冷感症或陽痿的人也都有效。

服用法是，把一天量十公克加四百ＣＣ的水煎至半量服用，也可以製造黃精酒飲用。

⑩人　參

人參的名稱由來，是它的根非常類似人。自古以來，人參即被稱為強壯強精的聖藥，因為它具有增強精力的效果。最近由老鼠的實驗，可以證明牠的效力。

例如，讓成熟的母老鼠喝人參酒會影響牠的性週期，使交配期延長，子宮、卵巢的重量增加。同樣地，讓公鼠喝人參酒，牠的交配反應會變得特別旺盛，以至於不斷追逐母老鼠。以人參飼養長大的老鼠與一般老鼠相比，前者不但較重，而且對飢餓的耐久力也比較強。

此外，人參可以使胃腸變得強壯、增加食慾，同時也具有治療消化不良、下痢、嘔吐等的作用。總之，對胃腸弱的人來說，這是一種非常值得推薦的藥草。

服用方法是，把一天量五～十公克加五百CC的水煎至半量，分三次服用。也可以製成人參酒，每天少量飲用。

⑪杜　仲

杜仲是杜仲科一種名叫杜仲的植物樹皮。把杜仲的葉或樹枝切開，會有一種黏著性很強的白絲。這是因為它含有橡膠質的緣故。

由古至今，杜仲就是一種非常受重視的強壯、強精藥。據說，以前的王族貴侯因為妻妾眾多，所以經常消耗了許多精力。他們為了強化腎臟，因此，吃了許多能增加精力的食物，同時，也煎杜仲，或者泡酒服用。

因為杜仲具有止痛作用，所以很早就被用來治療神經痛或關節痛。

⑫沙苑子

沙苑子是豆科多年生草本植物扁莖黃耆的成熟種子，通常是使用乾燥的成熟種子。這個也是我國自古以來使用的藥草。

沙苑子具有補腎（腎臟、生殖器等）固精、養肝的作用。所以，腎臟功能不好、尿量少的人、有殘尿感的人、腰部無力的人、腰痛的人都可以應用。此外，也可以做為強精強壯藥使用。

服用方法是，把一天量十公克加五百CC的水煎至半量，分三次服用。如果想加強強精作用，可以和杜仲與菟絲子一起煎。

⑬何首烏

何首烏的名稱由來有兩種說法。其中一種是，有一位名叫何公的王，他因為服用某種植物的根，使得已經變白的頭髮又變得漆黑有光澤，所以，這種植物便被命名為何首烏。

另外一種說法是，唐朝的故事。順川（現在北京市的一部分）有一位叫何田兒的村人。他天生體弱多病，到了五十歲還沒有娶妻。有一天，他做了二株藤纏在一起的夢。次日，他立刻把藤根挖出來，泡酒飲用。結果，他的身體一天一天的強壯起來，而且精神愈來愈安定，同時，性慾也相當旺盛。所以，他便繼續服用，在過年時娶妻，並且生了幾個孩子。後來，據說他活到一百歲。他的孫子中有一位叫做首烏的人，飲用這種家傳藥草，不但活到一百三十歲，臉色也相當紅潤，甚至連頭髮都像墨一樣漆黑。因此，這種藥草才被命名為何首烏。

無論那一種說法，都是依據何首烏的強壯、強精作用，或者是不老、回春的效果來說的。自古以來，何首烏即被當作恢復年輕，亦即使白髮變黑的聖品使用。

此外，何首烏還有調整胃腸、通便的作用，所以，對患有便秘或痔瘡的人來說，這種藥相當有效。另一方面，何首烏對於產後的健康恢復也頗具神效。

服用方法是，把一天量十～十二公克加五百CC的水煎至半量，分三次服用。

⑭冬蟲夏草

冬蟲夏草是肉座菌科寄生昆蟲子實體與其寄生體的主幼蟲的屍體結合體。每年立秋後菌便會散落，寄生在某種昆蟲的幼蟲體內，與幼蟲一起在地下過冬。這段期間，這種菌會繼續吸收幼蟲的蛋白質或脂防等做為養分，形成菌核。最後，幼蟲便只剩下一層外皮而已。到了夏天，這種菌會從幼蟲的頭部跑到外面來，產生棍棒狀的子實體，變成草狀。

以前的人由這種生態來看，以為冬天是蟲，夏天是草，到了冬天會再度脫皮變成蟲的模樣，因此才把它命名為冬蟲夏草。基於我國的陰陽思想，一般人都認為，這是由陰陽二氣產生的，所以，藥效的說明是，可治療諸虛、百損。依據藥理的研究可以證明，冬蟲夏草可治支氣管擴張，同時具有鎮靜、鎮吐，以及對某種結核菌有抗菌作用。

在肉類或蔬菜中加冬蟲夏草一起烹調，它的滋養強壯作用便可滲透到食物中，所以，冬蟲夏草對於恢復病後的虛弱相當有效。

服用方法是，把一天量八～十公克加五百CC的水煎至半量，分三次服用。

⑮淫羊藿

淫羊藿為多年生草本植物，主要生長在丘陵地的雜木林，在四、五月時會開紅紫色的花，它的形狀與船錨非常類似，又名仙靈脾。

依據古藥書的記載，有關淫羊藿的敘述是「四川北部有一種叫做淫羊的動物，一天要交配百次。牠們經常食用一種藿，所以才命名為淫羊藿。」自古以來，淫羊藿便成為具有強精、強壯作用的藥草代表。

淫羊藿又叫做放杖草。顧名思義，這是指老人吃了這種藥草後，就可以把枴杖丟掉。依據實驗的結果得知，把淫羊藿中的主要成分讓雄性動物食用，可以增加牠們的精液，進而達到強精效果。

仙靈脾酒的藥酒即是以淫羊藿為主原料製造的。這是把少量的羊脂放入鐵鍋中，然後加淫羊藿去炒，再放入酒中浸泡，這便可成為具有強精強壯作用的精力劑。此外，體質虛弱有冷虛症的人，喝這種藥酒可以使腰部以下感到溫暖，它的根具有強心劑的作用，所以，對於患有心臟疾病的人想提高強精、強壯作用很有效。至於對由腦中風引起的半身不遂、健忘症、神經衰弱，想增加氣力、強壯筋骨、體質虛弱的人，這種藥草非常值得推薦。

服用方法是，把一天量十公克加五百CC的水煎至半量，分三次服用。浸泡藥酒時，把二百公克的淫羊藿放入一・八公升的米酒中，再加入適量的砂糖。每天服用兩次，一次二十CC

⑯黨　參

黨參是桔梗科的乾燥黨參根，並不是和人參同屬於五加科。

黨參多半被當作補劑使用，主要的作用是補血。由於它會增加紅血球，所以非常適合貧血的人使用。胃腸虛弱或食慾不振的人也都能使用。

黨參的補劑作用雖然不及人參，但是，它能充分發揮代用品的力量。然而以強心劑的作用來說，黨參的效果遠勝於人參。

⑰補骨脂

補骨脂又名破故紙，是豆科一年生草本植物，它是乾燥的荷蘭莧種子製成的。顧名思義，這是一種補骨的油脂。著名的藥物學家李時珍說：「這是以它的效力來命名的。」

它的效力是可以使胃腸或腎臟溫暖，補充機能的不足。以前，這是一種相當受到重視的強精藥，對於腰部冷虛使陰莖無法勃起的人，勃起後很快射精的人，服用補骨脂很有效，因胃腸冷而下痢的人，或者是怕冷而小便頻繁的人，甚至於有殘尿感的人都適合使用。

⑱鎖　陽

鎖陽的形狀與男根非常類似。類似這種形狀的還有肉蓯蓉，它們的作用也大致相同。

當作強壯劑使用，陽痿或遺精的人服用，即可使原本無法勃起的男根恢復雄風，如此一來，曾經遠離的性生活也能恢復。胃腸弱的人在便秘時也可以使用。

服用方法是，十五公克加五百CC的水煎至半量，分三次服用。如果想加強精效果，可以加三公克鎖陽、四公克菟絲子、三公克巴戟、五公克山藥、五公克黨參一起煎，一天分三次服用。

二、強精強壯的中藥

以下介紹的中藥，強壯強精效果特別強。

①十全大補湯

這個方劑收錄在宋代《太平惠民和劑局方》的處方集中。這個處方集是收集當時全國最優秀的處方編纂的，由此可以證明，這個處方有很好的效能。

本方的十全是指構成藥味有十種，以及取「完全」的意思。換言之，這是意味著「十種完全的補藥」。這種效能在專門用語上是指氣血兩補劑而言。它在補血、溫體、促進血行的同時，還具有增加氣力，使精神充實的作用。

具體上來說，因貧血而容易疲勞的人，非常適合服用這味十全大補湯。

一般來說，這味藥多半被使用在手術後的體力恢復、夢遺、惡性貧血、視力減退、痔瘻、骨疽等方面。

這味藥對於沒有體力或精力減退的男女都有效。然而，服用本方，胃有鬱悶感時，要服用補中益氣湯。

本方也能製作藥酒飲用，以下就是十全大補酒。

【處方】

黃耆——效能（溫）　止汗　利尿　強壯

當歸——效能（溫）　補血　強壯　鎮痛　鎮靜

芍藥——效能（微寒）　收斂鎮痛　鎮痙

甘草——效能（平）　鎮咳　去痰

白朮——效能（溫）　健胃整腸　利尿　鎮痛

川芎——效能（溫）補血 強壯 鎮靜 鎮痛
茯苓——效能（平）鎮靜 利尿 強壯
肉桂——效能（大熱）強壯 鎮靜 鎮痛 健胃整腸
地黃——效能（微溫）補血 強壯 止血
人參——效能（微溫）健胃 強壯

②人參營養湯

本方與前面的十全大補湯相同，都是收錄在《太平惠民和劑局方》中，藥味也和十全大補湯非常類似。本方是把十全大補湯中具有溫血作用的川芎除去，再添加五味子、遠志、陳皮三味。除去川芎添加陳皮，可以減輕胃腸的負擔，至於五味子、遠志，可以使氣力更為充實。所以，本方可以補一切氣血的不足。

目標與十全大補湯相同，舉凡因貧血而容易疲勞的人，或者是有悸動、健忘症、食慾、性慾減退、冒冷汗，時常下痢的人，本方都非常有效。

倘若不是非常嚴重的症狀，容易疲勞或性慾減退，服用本方都頗具神效。

【處方】

人參——效能（微溫）強壯　健胃

地黃——效能（微溫）補血　鎮痙　強壯

當歸——效能（微溫）補血　強壯　鎮靜

白朮——效能（溫）健胃整腸　利尿　鎮痛

茯苓——效能（平）強壯　利尿　鎮靜

桂皮——效能（溫）強壯　鎮靜　鎮痛　健胃整腸

芍藥——效能（微寒）收斂　鎮痛　鎮痙

遠志——效能（溫）強壯　鎮靜　去痰

陳皮——效能（溫）健胃　利尿　鎮咳　鎮吐

黃耆——效能（溫）強壯　利尿　止汗

甘草——效能（平）鎮咳　去痰　緩和

五味子——效能（溫）滋養　收斂　鎮咳

③鹿茸大補湯

本方也是收錄在《太平惠民和劑局方》的藥方。處方的意思是指「以鹿茸為主藥的大補藥」，同樣是大補湯，本方因為配合了鹿茸、肉蓯蓉、杜仲等強精作用很強的藥物，所以和前面二種處方相比，多了一層很強的強精效果。

依據原典的記載是「男子、婦人的諸虛不足、產後的血氣消耗、一切的虛損都能治」，由此可知，本方對於補充體力、精力具有絕倫的力量，胃弱的人服用可能會有鬱悶的感覺，此時，只要和補中益氣湯或六君子湯一起服用即可。

本方也能製作藥酒服用。

【處方】

鹿茸——效能（溫）強精　強壯

黃耆——效能（溫）強壯　利尿　止汗

伏苓——效能（平）強壯　利尿　鎮靜

當歸——效能（溫）補血　強壯　鎮靜

地黃——效能（微溫）補血　鎮痙　強壯
肉蓯蓉——效能（溫）強壯　強精
杜仲——效能（溫）強壯　強精　鎮痛
芍藥——效能（微寒）收斂　鎮痛　鎮痙
白朮——效能（溫）健胃整腸　利尿　鎮痛
附子——效能（熱）強壯　興奮　強心利尿　鎮痛
肉桂——效能（熱）強壯　鎮靜　鎮痛　健胃整腸
人參——效能（微溫）強壯　健胃
五味子——效能（溫）滋潤　收斂　鎮咳
金石斛——效能（微寒）強壯　健胃　解熱

④補中益氣湯

本方是由金元四大醫家之一的李東垣創製的處方。以專門用語來說，「中」的用法有兩種。一種是指打中的中，例如，中風、中寒。另外一種是指脾胃，亦即意味著全部胃腸。本方的名稱是屬於後者的例子。換句話說，這是「補胃腸系、有益氣力的藥」的意思。

具體上來說，胃腸系或呼吸器系弱，比較容易疲勞、氣力或精力減退的人有效。即使你急著服用強力的強精劑，但如果胃腸沒有吸收的力量也是徒勞無功。因此，胃腸系弱的人，要先服用本方來增加胃腸系的力量，這是基本的先決條件。

【處方】

人參——效能（微溫）　胃腸強壯　健胃
黃耆——效能（溫）　止汗　利尿　強壯
白朮——效能（溫）　健胃整腸　利尿　鎮痛
當歸——效能（溫）　補血　強壯　鎮痛　鎮靜
陳皮——效能（溫）　健胃　利尿　鎮咳　鎮吐
大棗——效能（溫）　強壯　利尿　緩和
甘草——效能（平）　鎮咳　去痰

柴胡——效能（微寒）強壯　解熱　鎮痛

乾薑——效能（溫）熱性刺激

升麻——效能（寒）發汗　解熱　解毒

⑤小建中湯

本方是收錄在中藥聖典《傷寒論》中的處方。與前方相同，這裡的「中」是意味著全部胃腸系。沒有經過仔細思考，胃腸與強精的問題似乎沒有直接的關係。但事實上，兩者的關係相當密切。

胃腸衰弱，就算是再好的強精劑也無法吸收，同時，下腹部會沒有力氣，也就是說，腸的功能不好，精力必然會弱。這是因元氣在臍下的丹田部分。

男性是否精力衰退，要看陰莖是否能夠勃起。因為這是非常重要的指標，倘若早上起床時陰莖沒有勃起，便要及早謀求對策。相反地，早上起床時能夠勃起便不需要擔心。如果能勃起，但是沒有性慾，或者無法進行性行為，這就不是物理上的問題，而是精神方面的問題了。

本方是早上無法勃起或陰莖沒有什麼元氣時的妙藥。症狀輕微時，只要在晚上就寢時服用一日份本藥，相信第二天早上應該會勃起。然而，晚上便消耗掉的不在此限。本方也可用來改善小孩子的虛弱體質。本方即使一天服用三日份或五日份也沒有副作用，請安心實驗。

【處方】

桂皮——效能（溫）　強壯　鎮靜　鎮痛　健胃整腸
芍藥——效能（微寒）　收斂　鎮痛　鎮痙
甘草——效能（平）　鎮咳　去痰　緩和
生薑——效能（溫）　健胃　鎮吐
大棗——效能（溫）　強壯　利尿　緩和
膠飴——效能（溫）　滋養強壯　緩和

本方的加味方有黃耆建中湯，這是在小建中湯裡添加強壯作用很強的黃耆，通常是赫尼亞、內臟下垂、疲勞感或冒冷汗比較嚴重的人使用，本方與小建中湯相同，甚至可以說比小建中湯更好，因此，用它來恢復早上的元氣很有效果。

⑥八味丸

正式的名稱是八味腎氣丸，這是收錄在漢代醫書《金匱要略》中的天下名方。正如名稱所示，這是由八味的藥物構成的，可以用來提高腎的機能。以前的人認為，生殖器官是由腎臟掌管的，在兩個腎臟中，左邊的特別稱為命門（意味著產生新生命的地方），也就是說，生殖機能是這裡管轄的。即使到了今天，大家對於性慾衰退、機能不全，也都稱為腎虛。

這個八味丸對於生殖機能不全、腰痛、耳鳴、神經痛、前列腺肥大、腎臟疾病、白內障與疲勞感等，幾乎可說是萬靈藥。八味丸的功能雖然相當廣泛，但這並不是說，它對治任何病都有效。

以專家的立場來說，八味丸是治療陰病的最佳處方。所謂的陰病是指什麼狀態呢?通常是指寒性的疾病。亦即，因冷虛使機能衰退的狀態。至於發熱性的疾病則多半屬於陽病。在這裡不做詳細的介紹，只說明兩點簡單的辨別方法。

其中一點是觀察舌頭，如果舌頭有白苔或黃苔，即是胃腸熱的證據，因此，這不是陰病。一般來說，陰病的舌證是呈現灰色，或者舌質是紅色而沒有舌苔，同時又有裂痕。

另外一點是，身體的深部感覺冷，所以夜間會有頻尿的現象。大致上來說，夜間起床小便兩次，即可認為患有陰病。但是，因為精神不安定，睡不好而起床小便的不在此限。最重要的是，一定要配合舌證來觀察。假如兩個條件都符合，即使手腳發熱也沒有關係。

除此之外，其他的特徵有皮膚呈現淡黑，並且伴隨著口渴。在這種條件下，前面敘述的八味丸真的有效。

如果陽病的人使用八味丸，會引起胃腸消化不良的副作用。一般來說，胃弱的人也不適合使用。

倘若胃弱的人要使用八味丸，要配合高麗參一起服用。這樣不但可以保護胃，還能提高一層強壯強精效果。以少量的酒服用八味丸，也是一種增強溫補效果的方法。

另外，增加八味丸中的附子分量也是很重要的。因為附子具有很強的強壯強精作用。同時還有相當的即效性。現在的附子與以前不同，已經有無毒的加工附子或炮附子，所以可安心使用。

【處方】

地黃——效能（微溫）補血　鎮痙　強壯

山茱萸——效能（微溫）滋養　強壯　補肝腎

山藥——效能（平）滋養　強壯　止渴　止瀉

澤瀉——效能（寒）利尿　止渴

茯苓——效能（平）強壯　利尿　鎮靜

牡丹皮——效能（微寒）消炎　解熱　鎮痛

桂皮——效能（溫）強壯　鎮靜　鎮痛　健胃整腸

附子——效能（熱）強壯　興奮　強心　鎮痛　利尿

以下是八味丸的變方（變化的處方）——

六味丸——這是宋朝一位叫做錢乙的醫生，特別將八味丸變方給孩子服用的。把八味丸中的附子與桂皮二味去掉變成六味。這二味藥是補陽氣的代表，因為一般孩子都不需要補陽氣，所以才把它們去掉。用法以八味丸為準，然而，強精強壯的效果較差。

杞菊地黃丸——是在六味丸中添加枸杞子與菊花。這二味對於消除眼睛充血特別有效。如果腎臟衰弱而眼睛有病狀出現時可使用本方。白內障、視力減退、頭暈、虛弱的體質改善等都可使用。

八仙丸——在六味丸中添加有良好鎮咳作用的麥門冬與五味子製成的方劑。本方對於治療口渴、喉嚨乾燥、慢性咳嗽、有痰都很有效。其他的疲勞倦怠感，手腳的神經痛也有效。

※　※　※

《醫心方》中的強精藥，都是非常著名的，材料可以在中藥店買到。然後用陶壺煎一天份服用。目前，針對煎熬費時的這種缺點，已經有比較科學的產品問世了。

以下要介紹的是，我國著名的強精強壯藥。例如，鹿茸、蛤蚧、海狗鞭、廣狗鞭、梅花鞭、桑螵蛸、海馬、淫羊藿、人參等。

①鹿茸精

關於鹿茸，前文已經提過了，現在把它的藥效稍微整理如下。

本品的成分只有鹿茸一味，要用酒精抽出它的精華。鹿茸在唐代的代表性醫書《千金方》中，被認為是最具價值的強壯強精藥。鹿茸是指小鹿的袋角，這種袋角的成長率與其他東西相比可以說特別快，有時候三天便可長一公分。這可說是新鮮血液與成長荷爾蒙的集體。

鹿茸這種強壯強精藥的效能被認為首屈一指，還有其他的理由。一般的強精強壯劑服用太多時，會使血氣容易上升，所以，血氣上升或有高血壓的人不可服用過量。然而，鹿茸具有提高腦的氧氣消費量的作用，因此，頭腦反而很舒暢。同時，鹿茸可以改善自律神經失調症或精神的陽痿。因為精神上的要因引起的陽痿，用普通的強精劑不容易治好，此時，鹿茸是相當重要的藥物。

事實上，鹿茸除了上述的強壯強精作用之外，還有下列六種作用——

(1)自律神經失調症與更年期障礙的治療作用——對於更年期障礙、自律神經失調症、躁鬱症、失眠、情緒不安、血氣上升、頭昏、頭痛、多汗、不安感、倦怠感等各種症狀，都有很好的效果。

(2)肉芽形成作用——鹿茸對化膿性疾病、潰瘍很有效。在外科手術的前後服用，可以提早恢復。

(3)對血液病有治療作用——最近有許多報告指出，鹿茸對治療血小板減少症、白血球減少症、再生不良性貧血有效。

(4)促進水分代謝作用——因為具有恢復腎機能，促進水分代謝的作用，所以可消除浮腫。對於因冷虛症而小便次數多的人，鹿茸可以恢復體溫，減少小便次數。

(5)調整血壓作用——對於低血壓的人，站立暈眩、早上起不來、容易疲勞的人，鹿茸可以使血壓安定，改善各種症狀。服用鹿茸，不會使血壓上升到必要以上。

(6)促進血行作用——具有替舊血解毒與促進血行的作用，可以應用在鞭打症上。

②至寶三鞭丸

本方是南宋宮廷流傳下來的處方，有七百年以上的悠久歷史。

至寶三鞭丸補血生精，健腦補骨。用於腎陽虛衰，陽痿早洩，陰囊濕冷，腰膝痠軟，畏寒肢冷，健忘失眠，食少便溏等症。

這個處方中的三鞭是指，海狗鞭（海狗的陰莖與睪丸）、鹿鞭（鹿的陰莖與睪丸）與廣狗鞭（廣州產的狗的陰莖與睪丸）等的乾燥物。

自古以來，藥的作用即是視對臟器的親和性如何來決定的。例如，一般人的想法是吃肝補肝，吃腎補腎，有糖尿的話，最好要吃胰臟。乍看之下，這種想法似乎很原始，但實際上是很恰當的，舉一個例子來說，目前已經有一家藥廠利用動物的胰臟來製造糖尿病藥。

這味藥除了三鞭之外，還有鹿茸、桑螵蛸、海馬、蛤蚧等動物性強壯強精藥，植物性的強壯強精藥高麗參、淫羊藿、何首烏、菟絲子、肉蓯蓉，以及其他具有溫體作用的肉桂、小茴香、山椒，可以補血的當歸、地黃、芍藥等，共有三十八種可以補充體力的藥。然而，為了避免補得過度，使血氣上升，所以要配合遠志或龍骨等能鎮靜神經的藥物比較好。

【主要效用】

(1)可治療體力的衰退、精神的疲勞引起的精力減退或陽痿。當然，這種不但男性可以吃，女性也能服用。通常，這種藥是被用來治療女性的容易疲勞或沒有性慾的。

(2)可做為神經衰弱、健忘症、失眠等精神疾病的治療與預防，同時也能用來預防低血壓患者常見的痴呆。

(3)對治療體力衰弱的人的神經痛、腰痛、倦怠感、冷虛等有效。

【注意事項】

(1)有高血壓或血氣容易上升的人不適合使用。

(2)避免吃冷的食物，最好要以溫的食物為中心。

【處方】

海狗鞭——效能（大熱）強壯　強精

梅花鞭——效能（溫）強壯　強精

廣狗鞭——效能（溫）強壯　強精

海馬——效能（溫）強壯　強精

鹿茸——效能（溫）強壯　強精　自律神經安定

蛤蚧——效能（溫）補血強壯　鎮咳

桑螵蛸——效能（平）強壯　強精　利尿

陽起石——效能（溫）強壯　強精　利尿

龍骨——效能（平）強壯　強精　利尿

補骨脂——效能（溫）強壯　強精

巴戟天——效能（微溫）強壯　強精

何首烏——效能（溫）強壯　強精　緩下劑

人參——效能（溫）強壯　強精補血　健胃整腸　去痰

淫羊藿——效能（溫）強壯　強精

覆盆子——效能（溫）滋養　強壯　強精

肉蓯蓉——效能（微溫）強壯　強精
菟絲子——效能（微溫）滋養　強壯　強精
枸杞子——效能（平）滋養　強壯　強精　利尿
地黃——效能（微溫）強壯　增血　鎮痛　鎮痙　止血
山藥——效能（平）滋養強壯　止渴　止瀉
山茱萸——效能（微溫）收斂　強壯
黃耆——效能（溫）強壯　強心　利尿　降血壓
遠志——效能（溫）強壯　去痰　鎮靜　止血
牛膝——效能（平）強壯　強精　利尿　鎮痛
肉桂——效能（大熱）強壯　鎮靜　鎮痛　健胃整腸
茯苓——效能（平）鎮靜　利尿　強壯
沈香——效能（溫）健胃　鎮痛　鎮靜
杜仲——效能（溫）強壯　鎮痛　鎮靜　降血壓
甘松——效能（溫）芳香健胃　鎮靜　鎮痛

③海馬補腎丸

本方是距今大約二百年前的清朝名醫流傳下來的秘方，主藥是乾燥的海馬。自古以來，這味藥即被用來治療因腎虛引起的陽痿、難產、打撲、腰痛、虛證的氣喘等。強精強壯的主藥是以海馬為中心，再添加最佳的強壯藥鹿茸、驢腎（驢的陰莖與睪丸）、海狗腎（海狗的陰莖與睪丸）、鹿腎（鹿的陰莖與睪丸）、鹿筋（鹿四肢的筋）、蛤蚧尾等動物性的強壯強精藥，以及植物性的強壯強精藥人參、黃耆、補骨脂、地黃、茯苓、山茱萸，以上述這些製成補腎劑。

其他，虎骨是治風濕或神經痛的妙藥，鹿筋具有增強萎縮肌力的作用。倘若再配合海馬與龍骨，則可以增強藥力來治失眠症或精神不安。

【主要效用】

(1)對因腎虛（腎臟與生殖機能的功能衰退）引起的陽痿、女性的機能不全同樣有效果。

(2)對因精神不安引起的悸動、失眠等有效。

(3)對腰痛、關節痛、下半身的倦怠感有效。

(4)身體冷、夜間排尿次數多的人服用本方，可以使身體溫暖，逐漸減少夜間排尿的次數。

(5)對健忘症或夢遺也有效。

【注意事項】

◎發熱症的人不適合。

【處方】

鹿茸——效能（溫）強精　強壯

驢腎——效能（溫）強精　強壯

鹿筋——效能（溫）強精　強壯

補骨脂——效能（溫）強精　強壯

花龍骨——效能（平）收斂　鎮靜　強壯（哺乳動物的化石）

蛤蚧尾——效能（溫）強精　強壯

海狗腎——效能（大熱）強精　強壯

鹿腎——效能（溫）強精　強壯

虎骨——效能（微溫）鎮痛　鎮痙

鮮對蝦——效能（溫）滋養強壯

山茱萸——效能（微溫）收斂　強壯

當歸——效能（溫）強壯　鎮痛　鎮靜

人參——效能（溫）強精　強壯　健胃

茯苓——效能（平）強心利尿　鎮靜

黃耆——效能（溫）強壯　利尿　止汗

桃仁——效能（平）消炎性驅瘀血

丁子——效能（溫）強壯　芳香健胃

地黃——效能（微溫）補血強壯　止血

④參茸補血丸

本品是以鹿茸與人參為主的補劑，再配合當歸、黃耆、杜仲等植物性的強壯藥所構成的處方。這種鹿茸與人參的組合，可以說是想達到強壯效果的最基本組合。以這種組合做為基本的方劑，目前就有數十種。

大部分的人都認為，添加愈多動物性很強的強精劑愈能增強精力，這就好像在已經損壞的火車頭加太多的煤碳一樣，只會產生不完全燃燒，因此，當體力衰退時，要用適合體力的強壯劑。此時，使用以植物性做為主藥的本方比較好。

【主要效用】

(1)貧血、低血壓體質的人使用，可以補血、促進血液循環，同時能溫暖身體、恢復體力。

(2)體力衰弱或因衰弱引起的腳腰疼痛有效。

(3)對於不能接受動物性強壯強精藥的人有幫助。

(4)下腹部的冷痛、白帶、生理不順有效。

(5)不孕症有效。

(6)貧血、低血壓體質、神經衰弱引起的失眠症有效。

(7)貧血、低血壓體質的人在更年期時引起的頭昏、耳鳴有效。

【處方】

人參——效能（溫）　健胃　強壯　強精　補血

鹿茸——效能（溫）　強壯　強精　自律神經安定

當歸——效能（溫）　強壯　鎮靜　鎮痛

黃耆——效能（溫）　強壯　強心　利尿　降血壓

杜仲——效能（溫）　強壯　鎮痛　鎮靜

牛膝——效能（平）　淨血　利尿

巴戟天——效能（微溫）　強壯　強精

龍眼肉——效能（平）　滋養強壯　鎮靜

蜂蜜——效能（平）　滋養強壯　緩下

⑤天王補心丹

這是收錄在元代的代表性醫書《世醫得效方》中的處方。這本書的作者危亦林，其祖先五代都是習醫的，因此，他在《世醫得效方》記載了歷代祖先的豐富經驗。這個藥方即是危亦林世代家傳的秘方。天王補心丹的特徵是由植物性的藥物所構成的，而且它的中心是生地黃、茯苓、遠志、五味子、天門冬、麥門冬、柏子仁、當歸、酸棗仁等的神經強壯藥。

正如處方的名稱一樣，本方的心即指精神，因此，這味藥是補神經的基本強壯劑。換言之，由精神上的要因引起的陽痿或女性的冷感症等都可以用。

本方為治療陰虛血少，心神不安的代表方劑。現代常用於治療神經衰弱、心臟病、精神分裂症、甲狀腺功能亢進等症。

【主要效用】

(1)伴隨精神不安或肉體疲勞的精力減退、冷感症都可以使用。

(2)有悸動、情緒不安、頭昏、失眠等主要症狀的自律神經失調症有效。

(3)對健忘症有效。

(4)對精神上要因的便秘有效。

(5)對貧血多汗症的人有效。

(6)對心臟神經症有效。

【處方】

茯苓——效能（平）利尿　鎮靜

桔梗——效能（溫）鎮咳　去痰　排膿

當歸——效能（溫）補血　強壯　鎮痛　鎮靜

地黃——效能（微溫）補血　強壯　解熱

遠志——效能（溫）去痰

麥門冬——效能（寒）黏滑性消炎　滋養強壯　鎮咳去痰　利尿

酸棗仁——效能（平）催眠　鎮靜　強壯神經

丹參——效能（寒）強壯　通經

天門冬——效能（寒）鎮咳　潤燥

黨參——效能（寒）鎮咳　去痰　健胃　利尿

柏子仁——效能（平）滋養強壯　便秘

三、具有強精作用的食物

①山　藥

山藥是薯蕷科的藥草，屬於蔓性多年草。你知道吃山藥有什麼作用嗎？

山藥具有滋養強壯的作用。據說，從前有一個弱國被強國打敗，剩下的士兵與馬便逃入了山中。於是，強國的士兵便把整座山包圍起來等待山中的人投降，結果經過一年都沒有什麼變化，在這種情況下，強國的士兵以為弱國的士兵全部都死在山中了。然而，有一天晚上，弱國的士兵突然由山中來攻擊強國，把強國打敗了。

傳聞這些弱國的士兵在山中都是吃山藥的根，因此才能有精力來增強他們的氣勢。此外，山藥還具有調整胃腸，使耳聰目明與長壽的作用。另一方面，山藥也有強化腎（腎臟、生殖器）的作用。

②蓮　子

蓮子是睡蓮科的乾燥成熟果實。一般也稱為石蓮子，蓮子是去掉果皮的。蓮鬚同樣是睡蓮科，這是乾燥的睡蓮雄蕊。睡蓮的根可以吃，至於蓮鬚則沒有人採用。

這兩者都被當作滋養強壯藥使用。對有夢遺困擾的人，這是非常值得推薦的。由於它會增加精氣，所以對沒有性慾的人很有用。此外，因胃腸弱而下痢的也能服用，而且蓮子有收斂作用，能作為止血藥使用。另一方面，蓮子因為具有精神安定作用，因此也被用來治療失眠

食用方法是，把十五公克的蓮子加水煮成粥狀，分三次在空腹時食用。煎服用也可以。

③龍眼肉

龍眼肉是無患樹科的藥木，一般也稱為桂肉。龍眼是生長在南海的山、谷或

者是生荔枝的地方。樹和荔枝非常相似，葉子則像蘋果葉。六月會開白的花，七月會結像麻雀蛋般子的青黃色果實。

龍眼肉的作用是滋養強壯，經常食用可以強壯胃腸。龍眼的味道甜美，它的作用猶勝於棗子。喜歡甜食但胃腸弱的人，這是最好的果實。胃腸好的人，下半身便會充滿元氣，如此一來，性行為也能得到滿足。

④大　蒜

大蒜是屬於百合科，據說，它的原產地是吉爾吉斯的沙漠地帶，大約在紀元前三千二百年左右傳到埃及一帶。

大蒜的藥效有很多種，例如，降血壓作用，防止動脈硬化作用，防止便秘、下痢、滋養強壯作用、殺菌作用等。只要經常服用大蒜，一定可以感到充滿活力。想要恢復對性生活的自信，可以把大蒜、生薑各十五公克切成薄片，然後加一碗水煎至半量，再加適量的蜂蜜或紅糖於就寢前服用。（注意，有痔疾與眼病的人不可服用）

⑤松　子

當皇帝詢問陶宏景（古代的藥物學家）不老長壽之法時，他回答說要經常吃松子。由於松子具有很強的強壯強精作用，所以，自古以來即被當作重要的精力來源而廣受大家喜愛。松子特別是對疲勞感強，有貧血的男性，以及缺乏勃起力的人有效。

此外，松子具有滋潤乾燥東西的作用，對治療便秘、皮膚的乾燥、乾咳有效。松子可以直接食用，也可以煮成粥來吃。每天只要吃一點即可。松子還可以和松葉一起製成藥酒。我國用松葉、松子、松皮製造的赤松仙酒，相傳是不老長壽的藥酒。

⑥韭　菜

韭菜又名起陽草，這是一種成長力很強的蔬菜，到處都會繁殖。由起陽草的名稱可以得知，韭菜的成長力會給予人類很強的強壯強精力。韭菜的強壯強精作用並不遜於大蒜。雖然韭菜本身的強精作用很強，但是韭子的作用更強。

由古至今，對於陰莖不能勃起、缺乏勃起力，沒有做愛精液也會流出，或者一「接觸」就射精，韭菜有很好的功效。

韭菜還有很多種作用。例如，促進血液循環排泄舊血，溫暖胃腸使其增強功能，以及治療細菌性的下痢與腸炎。

倘若期待強精作用，每天要吃韭菜，或把韭子（韭菜子）磨成粉末，每天服用兩次，每次二公克。如果希望有更好的效力，可以將等量的韭子、菟絲子、五味子磨成粉末，用蜂蜜製成藥丸，一天服用三次，每次三公克。

⑦蝦子

這裡指的蝦是淡水蝦。至於蝦子的大小，最好是四～八公分左右。

蝦子含有大量的良質蛋白質、脂肪、各種的礦物質、維他命，所以，自古以來即被當作強壯強精食物而受到珍重。它的作用是溫補腎臟、生殖器，同時，對性器感覺很冷，全身腰膝感到很冷而缺乏勃起力很有效果。對於增加乳汁也很有效果，因此，非常適合母乳少的婦女食用。

食用方法：蝦肉十公克用油炒，再加入韭菜一起炒，最後再添加適量的鹽。食用後，不久即會出現效果。煎煮吃時，在蝦肉十公克、冬蟲夏草三公克、九香蟲三公克中加五百ＣＣ的水去煮，然後一天分三次食用。這對治療陽痿、精神疲勞、腰痛有效。（注意：過敏性體質的人不可食用）

⑧羊　肉

羊肉雖然有點騷味，但是對喜愛它的人來說，它是相當美味的。自古以來，我國即把羊肉當作重要熱量來源來吃。

吃羊肉可以使身體感到暖和，由此可知，羊肉有溫暖身體的作用。身體溫暖的話，即可增加精力，促進血液循環。羊肉對於因為身體冷而無法勃起的人很好。即使是健康的人，在寒冷的日子裡吃羊肉，那麼，做愛時便能盡情的享樂而忘記寒冷。

食用方法：煮或烤，然後添加大蒜、蔥、蒜、茴香做為調味，這樣做會多一層效果。

⑨蝮 蛇

蝮蛇（Agkistrodonhalys），別名土公蛇、草上飛，是中國各地均有分佈的數量最多的一種小型毒蛇。由古至今，蝮蛇即是人人喜愛的強壯強精食物。蝮蛇的強精效果，可以說是數一數二的。

蝮蛇有很強的生命力。即使你把牠的頭切斷之後，牠還是會動。由這種活力來看，應該很有效果。蝮蛇的精力相當充沛，因為牠可以持續交配六小時，有時候甚至長達一晝夜。

當兩隻蝮蛇交纏在一起時，便會維持一段相當長的時間。據說，雄的蝮蛇有二根陰莖，牠可以同時用來和兩隻雌的蝮蛇交配。通常，蝮蛇的精子可以存活二～三年，這點可說非常神秘。

由蝮蛇的這種情形來看，吃了牠當然可以增加精力。實際上，有的摔角選手就是利用蝮蛇做為精力來源。

⑩鼈

據說，一旦被鼈咬住，不打雷牠絕對不會鬆口。鼈是相當聞名的強壯強精食物。鼈的烹調不但美味，而且具有很高營養價值，同時是很好的精力來源，另方面，因為鼈的脂肪是植物性，所以不必擔心膽固醇。鼈還含有大量的維他命、良質蛋白質、鈣質等。特別是含有很多對生殖能力有很大影響的維他命E。

鼈的交配時間並不比蝮蛇短，牠能夠持續交配四小時。鼈的陰莖相當大，牠的體長不過二十公分左右，但陰莖即占了五公分。由這種比例來看，人類是無法相比的。同時，我們可以想像到，鼈的強精效果有多大。

鼈對於腎臟（包含生殖機能）或肝臟很好，特別是對治療熱性的疾病有很好的效果。以前因患結核病而身體衰弱的患者，多半都使用鼈。

⑪雀　卵

麻雀的蛋並不比肉差，尤其是作為強精食物也有效果。雀卵雖然很小，但一天吃三個可以得到充分的效果。由此可見，它的效力相當強。

由於雀卵具有補腎作用，因此，自古以來男性的陰莖不勃起或缺乏勃起力時都經常吃。此外，雀卵也具有補血的作用，所以，女性的貧血、閉經、帶下都可食用。

食用方法：把生蛋直接拿來吃，或者煮食亦可。一天三次，在空腹時食用，對治療男性的陽痿、早洩，女性的貧血、閉經、頭昏有效。

⑫麻雀肉

麻雀肉是指，去掉麻雀的毛與內臟的肉。自古以來，我國即利用各種方法來烹調麻雀以供食用。麻雀肉也被當作醫藥品使用。

麻雀肉可以溫暖身體，增強精力，所以，因為性器冷而無法勃起的人，或者勃起後又立刻萎縮的人，吃麻雀肉很有效。另一方面，腎（腎臟或生殖器等）的機能降低時，亦即有早洩或頻尿的現象，可以吃具有溫補作用的麻雀肉來治療。

此外，由於麻雀肉的溫補作用相當強，所以，因腰膝冷痛或帶下煩惱的婦人，應該多吃麻雀肉。

麻雀肉的吃法有很多種，但如果是為了溫暖身體，煮粥最好。把麻雀肉切成細絲，然後和飯一起炒或煮成粥，再加蔥、鹽等調味料，在空腹時食用也可以。

假如想加強強精作用，可以在麻雀肉中添加菟絲子與枸杞子一起煮食。

⑬鰻　魚

在炎熱的夏天，吃鰻魚可以促進食慾。然而，對鰻魚來說，夏天也是相當酷熱的，所以，此時的鰻魚營養分並不是十分的充分。

一般來說，秋天的鰻魚最具營養，這時候的鰻魚含有豐富的維他命A，可以促進眼睛的功能，同時，以脂肪等營養學來說也相當優良。

從很早以前，我國即鼓勵精力衰弱的人多吃鰻魚。這是一種基於自然哲學的想法。通常，鰻魚、薯蕷、青蛙等，都被當作強精食物食用。特別是鰻魚有一種看不見的神秘生命力，所以被認為是最適當的強精食物。

鰻魚會在很遠的深海產卵、孵化，然後渡過大海，抵達河口，再由河川往上走到我們的餐桌上。目前，我們對於鰻魚的生態還不太了解。所以，羨慕鰻魚的神秘生命力就變成理所當然的了。

⑭蜂乳精

蜂乳精是，由工蜂的咽喉腺分泌的膠狀物質與蜂蜜的混合物質，具有優良的滋養強壯作用。

在蜜蜂的幼蟲中，攝取蜂乳精當營養的會成為女王蜂。女王蜂與其他的工蜂不同，牠是唯一具有生殖機能的雌蜂，專司產卵。

依據科學的分析，蜂乳精中含有糖類、胺基酸，以及促性腺荷爾蒙樣物質。這種促性腺荷爾蒙樣物質，會使有生殖能力的女王蜂成長。含有這種物質的蜂乳精，與其他的鰻魚、薯蕷等，是被當作不同的強精食品。

蜂乳精在強精食品當中，是具有科學根據的一種可靠食品。至於蜂乳精的抗衰老作用、抗癌作用等藥物上的作用，目前還在研究中。

每天只要服用一百～八百毫克的蜂乳精，必可得到很好的強壯強精效果。

四、強精強壯的藥酒

前文介紹的單味與複味的強壯強精藥，在基本上都是煎著服用的，但也可以製成藥酒。煎劑與藥酒的差別，一般來說是煎劑的持續性比較好，然而，速效性則以藥酒較優。

【酒的做法】

使用的是米酒。一般來說，酒精濃度在二十五度到三十五度的最恰當。酒精濃度比這個標準低的，最好不要使用。

藥味的不同，酒精的比例也有若干的差異，平均一公升的酒，藥味大約是一百公克左右。夏天時浸泡兩個月，冬天時浸泡三個月便可成為氣味芳香的藥酒。

如果想把製酒的期間縮短一半，不妨依據下列介紹的方法來做。首先，好天氣要持續一週。然後，把收集好的藥味用蒸器去蒸，再把藥放在竹簍中二～三天瀝乾。這種做法要反覆二、三次，最後把乾燥的藥浸泡在酒中。如此一來，會加速藥的抽出效果，總之，這樣只要花三週到一個月的時間即可。

此外，可以依據個人的喜愛，添加適量的冰糖或蜂蜜飲用。

【服用時的注意事項】

除非是特別慢性的疾病，效果大約會在三十分鐘～兩小時出現。尤其是貧血、冷虛症的人，夜晚會因腳冷而睡不著的人，因為血行促進作用很強導致血壓高的人，不妨選擇含有鹿茸的藥酒。然而，不可以一次喝太多。此外，有出血性疾病的人，與其喝藥酒，不如喝煎藥比較好。

事實上，無論是藥酒或煎藥，其主要效能都是一樣的。

以下要介紹的是，效果相當良好的強壯強精酒。

①虎骨酒

在我國，虎骨酒可以說是首屈一指的藥酒。虎骨酒以北京同仁堂（現北京市中藥廠）產的最具盛名。虎骨酒是明朝的大藥物學家李時珍發明的，因此，虎骨酒便以李時珍的肖像做為商標。

本酒的原方是以老虎的脛骨做為單味，不過因為地方的不同，又有六味、十三味、二十八味、四十六味的虎骨酒。在古代老虎的力量即得到很高的評價，同時，牠是相當受尊重的動物。所以，歷代的王侯貴族最常喝的就是虎骨酒。

然而，考慮到實際的藥效，虎骨的主要作用並不是強壯強精，而是促進血液循環，使肌肉能夠平滑。因此，虎骨酒對於治療風濕、神經痛的疼痛很有效。關於這方面，其他的藥酒根本無法相比。

但是，以強壯強精效果來說，與其單獨使用，不如和其他的強壯強精藥一起使用，效果會更好。特別是這裡提到的虎骨酒，如果能讓虎骨與淫羊藿配合，必可得到絕妙的效果。

此外，虎骨的效能還有治小兒的癲癇、抽筋，以及因風邪引起的關節痛。以下介紹以虎骨為主藥的「活絡丹」，它對治療風濕與神經痛都很有效。

虎骨——效能（溫）鎮痛　鎮靜

萆薢——效能（平）風濕　諸瘡　利尿

淫羊藿——效能（溫）強壯　強精

地黃——效能（微溫）補血　鎮痙　強壯
牛膝——效能（平）淨血　利尿
薏苡仁——效能（寒）消炎　利尿　排膿　消腫　去疣

②蛤蚧酒

蛤蚧又稱大壁虎、仙蟾，台灣稱為大守宮，為較常用中藥。這種酒是在廣西壯族自治區製造的。廣西是少數民族很多的地區，以前，這裡的人即能巧妙的運用蛇或蜥蜴等的動物藥。蛤蚧是一種紅斑蜥蜴，在廣西，多半把雌雄的蛤蚧腦與臟腑去除，然後剖開陰乾，以竹子串起來出售。

藥酒是把蛤蚧泡在桂林三花酒（米的蒸餾酒）中。大約一年後，酒的顏色會變得碧綠，而存放愈久綠色愈濃，大約經過三年，即會變成像竹葉般的顏色。蛤蚧酒以廣西梧州產的最有名。

主要效用是滋養、補血、強精、止咳等。據說，長期飲用本酒，可以增加臉色的紅潤。

③至寶三鞭酒

這種藥酒是新發明的。主成分與前面所說的三鞭丸相同，是指狗、鹿、海狗的陰莖。

藥酒的藥味並沒有藥丸那麼多，但是，它的效能與藥丸相同，都是以強壯強精作用為主。

④十全大補酒

這個藥效與前文敘述的十全大補湯相同。這種藥湯的藥味直接開酒抽出的即為本品，它的效能除了強壯強精之外，還有增血作用、健胃作用，以及病後或手術後的恢復作用。

特1　同仁堂人精酒

人參——效能　促進胃的機能、增進食慾、消化不良、強精、恢復疲勞

黃精——效能　滋養強壯、增血作用、血行良好、恢復疲勞

山藥——效能　整胃、強精、消化不良、恢復疲勞

龍眼——效能　貧血、滋養強壯、鎮靜、疲勞恢復

大棗——效能　整胃、安定情緒、滋養強壯、恢復疲勞

生薑——效能　增進胃的機能、防止噁心、幫助消化、恢復疲勞

甘草——效能　調整諸藥、緩和、解毒、恢復疲勞

枸杞子——效能　滋養強壯、強精、明眼、保護肝臟、恢復疲勞

五加皮——效能　調整胃腸、增進食慾、下痢

山楂肉——效能　滋養強壯、促進消化

陳皮——效能　增進食慾、胃中的水分代謝

桂皮——效能　促進血液循環、使身體溫暖、健胃

刺五加——效能　恢復疲勞、失眠

紫蘇葉——效能　增進食慾、安定情緒

山茱萸——效能　滋養強壯、調整、收斂

本品由其主成分人參來看，即可得知這是以補胃腸為中心的強精、強壯酒。

不僅如此，它除了是珍貴的強精強壯的藥酒之外，由於還添加了龍眼、刺五加、桂皮、甘草、大棗、紫蘇葉等多種能使情緒鎮靜的藥物。因此，對有失眠症、情緒不安的人都很有用。

特2　滋補健生酒

人參——效能　促進胃的機能、增進食慾、消化不良、疲勞恢復、強精

黃精——效能　滋養強壯、增血作用、血行良好、恢復疲勞

山藥——效能　整胃、強精、消化不良、恢復疲勞

龍眼——效能　貧血、滋養強壯、鎮靜、恢復疲勞

生薑——效能　增進胃的機能、防止噁心、幫助消化、恢復疲勞

大棗——效能　整胃、安定情緒、滋養強壯、恢復疲勞

甘草——效能　調整諸藥、緩和、解毒、恢復疲勞

枸杞子——效能　滋養強壯、強精、明眼、保護肝臟、恢復疲勞

關於滋補健生酒的內容，以下稍做簡單的解說。自古以來，這八種成分即被當做中藥使用。因為人參具有健胃整腸作用、滋潤強壯作用，所以，它一直被當

做高貴的萬能藥使用。

這種滋養強壯劑，我國數百年前即開始使用。據說，有人因為經常吃黃精，以至於到了一百歲仍然好像三十歲一樣。

山藥的滋養強壯作用，特別可以強化腎（腎臟、生殖器）。龍眼有滋養強壯作用、健胃作用，所以，對喜歡甜食而胃弱的人來說，這是非常適合的果實。另外，生薑、大棗、甘草，可以說是中藥經常使用的三種，這是因為它們的健胃作用可以調整其他強烈的藥物作用。

枸杞子因為具有強壯、強精作用，所以，自古以來即被當做回春、不老的靈藥。將以上八種長期泡在酒中，即可製成氣味芳香的藥酒。

其他的藥酒還有蛇膽酒、馬鬃蛇酒、人參露酒、五加皮酒、竹葉青酒等。事實上，有名的紹興酒也是一種相當受喜愛的藥酒。

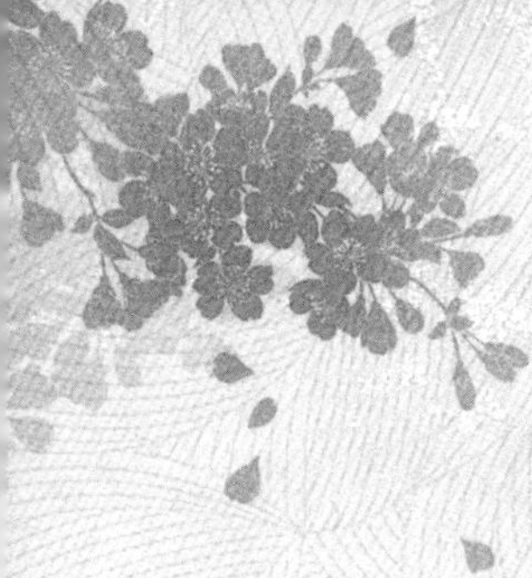

房中術與飲食

主　　編｜林清萬

發 行 人｜蔡孟甫
出 版 者｜品冠文化出版社
社　　址｜台北市北投區（石牌）致遠一路 2 段 12 巷 1 號
電　　話｜(02)28233123・28236031・28236033
傳　　真｜(02)28272069
郵政劃撥｜19346241
網　　址｜www.dah-jaan.com.tw
電子郵件｜service@dah-jaan.com.tw
登 記 證｜北市建一字第 227242 號

承 印 者｜傳興印刷有限公司
裝　　訂｜佳昇興業有限公司
排 版 者｜千兵企業有限公司
初版 1 刷｜2016 年 2 月
初版 2 刷｜2024 年 4 月

定　　價｜280 元

國家圖書館出版品預行編目（CIP）資料

房中術與飲食 / 林清萬主編
—初版—臺北市，品冠文化出版社，2016.02
面；21 公分—（壽世養生；25）
ISBN 978-986-5734-42-8（平裝）
1.CST: 性醫學　2.CST: 房中術
413.391　104026892